新型活页式教材

基本救护技术

（供老年保健与管理、智慧健康养老服务与管理专业用）

主　　编　刘春梅　邓　辉

副主编　朱　丹

编　　者　（以姓氏笔画为序）

王春霞（重庆三峡医药高等专科学校）

邓　辉（重庆三峡医药高等专科学校）

邓菲菲（重庆三峡医药高等专科学校）

朱　丹（重庆宏善实业有限责任公司）

刘春梅（重庆三峡医药高等专科学校）

黄小娥（重庆三峡医药高等专科学校）

樊晓琴（重庆三峡医药高等专科学校）

编写秘书　郭　绘（重庆三峡医药高等专科学校）

中国健康传媒集团
中国医药科技出版社 ·北京

内 容 提 要

基本救护技术是研究对常见意外伤害、常见急危症的识别和紧急处理的一门实践技能操作课程，旨在培养学生的急救意识和救护能力。本教材配合“基本救护技术”的课程改革，依照《国家职业教育改革实施方案》的要求，围绕国家养老专业人才培养目标，以本专业工作领域为主要内容框架，适当汲取急救领域的新知识、新进展和新技术，保证教材的科学性、实用性、先进性。本教材依据新型活页式教材体例，采用项目任务模块，以工作场景导入，并提出问题或任务，引导学生思考本任务内容；增设“知识链接”栏目拓展与深化学习容量；课后设置“任务评价”，便于学生反思所学，达成学习目标。

本教材可供老年保健与管理、智慧健康养老服务与管理专业教学使用。

图书在版编目(CIP)数据

基本救护技术/刘春梅，邓辉主编.—北京:中国医药科技出版社，2023.12（2025.8重印）.
ISBN 978-7-5214-4370-7

Ⅰ.①基… Ⅱ.①刘… ②邓… Ⅲ ①急救—高等职业教育—教材 Ⅳ.①R459.7

中国国家版本馆CIP数据核字(2023)第233180号

美术编辑 陈君杞
版式设计 友全图文

出版 **中国健康传媒集团**｜中国医药科技出版社
地址 北京市海淀区文慧园北路甲22号
邮编 100082
电话 发行：010-62227427 邮购：010-62236938
网址 www.cmstp.com
规格 787 × 1092mm $^{1}/_{16}$
印张 8 $^{1}/_{2}$
字数 186千字
版次 2024年1月第1版
印次 2025年8月第3次印刷
印刷 北京印刷集团有限责任公司
经销 全国各地新华书店
书号 ISBN 978-7-5214-4370-7
定价 45.00元

获取新书信息、投稿、为图书纠错，请扫码联系我们。

PREFACE

前 言

《“健康中国2030”规划纲要》中明确了急救技能普及的重要性。“人人学急救，急救为人人”。在公共场所、养老机构、居家等环境中，对突发急危重症者能否及时、准确地判断和救护，直接关系到抢救成败与生命安危。基本救护技术课程是养老相关专业人才培养的必修课程，同时也是养老护理员、长者照顾人员培训的重要内容，同时也为社会人士普及急救技能提供重要的参考依据。

基本救护技术是研究对常见意外伤害、常见急危症的识别和紧急处理的一门实践技能操作课程，旨在培养学生的急救意识和救护能力。遵循“生命第一，时效为先”的救护理念，以“培养能力”为总体目标。通过系统学习本课程，学生应能够了解该课程的重要性和必要性，对急救工作性质、特点有初步的了解，训练评估思维能力、应急能力和应救能力，培养对常见的意外、伤害（如心搏骤停、气道梗阻、外伤所致的出血、骨折、急性中毒等情况）进行现场救护的能力，为以后从事相关专业领域的工作打下坚实的基础。

依照《国家职业教育改革实施方案》的要求，本教材配合“基本救护技术”的课程改革，围绕国家养老专业人才培养目标，以本专业工作领域为主要内容框架，适当汲取急救领域的新知识、新进展和新技术，保证教材的科学性、实用性、先进性。本教材依据新型活页式教材体例，以工作场景导入，并提出问题或任务，引导学生思考本任务内容；增设“知识链接”栏目拓展与深化学习容量；课后设置“任务评价”，便于学生反思所学，达成学习目标。

本教材在编写、审定和出版过程中得到各位编者和所在单位的热忱指导和帮助，尤其是养老机构一线教师的积极参与，实现了本教材学校教师与行业专家“双元共建”，保证本教材符合行业发展，符合养老机构实际岗位的工作需求。同时，在编写过程中参阅了大量同仁的研究资料或教材，在此一并表示诚挚谢意。由于编者水平和能力所限，本教材难免有疏漏和不妥之处，希望广大师生多提宝贵意见，反馈使用信息，以臻完善教材内容。

编 者

2023年11月

CONTENTS 目录

模块一
认识急救

- 模块一　认识急救
  - 项目一　概述
  - 项目二　院前急救

项目一　概述

随着我国老龄化人口基数日渐庞大，加快和促进对养老服务相关人才的培养具有重要意义。老年人群身体机能变差，易发生跌倒、烫伤、骨折等意外伤害；同时，部分老年人群具有基础慢性病，如糖尿病、高血压、冠心病等，除了日常疾病的健康管理，在突发急危重症或原有慢性病加重时的及时救护也至关重要。

基本救护技术是研究对常见意外伤害、常见急危症的识别和紧急处理的一门实践技能操作课程。旨在培养学生的急救意识和一定的应急救护能力，能够在意外事故现场开展科学有效的救护，减少伤残和死亡；能够对突发疾病的老年人群采取正确的救护措施以减轻疼痛，及时送医进行进一步救治。

学习目标

▶ 素质目标

1.初步树立“生命第一，时效为先”的急救理念和爱伤观念；培养“珍爱生命，敬畏生命”的职业情感；在学习中认识全民普及急救知识的重要性。

2.养成细致、严谨、务实的工作作风和精益求精的职业素养。

3.具有社会主义核心价值观，尊老、爱老、敬老的职业情感，强化照护老人过程中的安全防范意识。具备团队合作精神，加强工作过程中职业防护的意识。

▶ 知识目标

1.了解急救的发展史，理解该课程的重要性和必要性。

2.了解急救医疗服务体系的特点，知晓急救普及的现状。

▶ 技能目标

1.具备严谨的逻辑思维、分析、判断的能力；具备运用有关理论知识解决老人常见意外伤害、急性病发作等实际问题的能力。

2.具备自主学习，独立承担工作任务的能力；具有获取急救新技术的能力，养成终身学习的习惯。

课程内容

一、急救的发展史

国际急救的起源可追溯到19世纪中叶南丁格尔（Florence Nightingale）时期。1854—

1856年，英、俄、土耳其爆发了克里米亚战争，前线战伤的英国士兵的死亡率高达42%。为了减轻前线伤病战士的痛苦，南丁格尔率领38名护士抵达前线，克服重重困难，在战地医院对英国伤病员实施救护，使得当时战伤士兵死亡率下降到2.2%。这充分说明了有效的抢救及精心的护理工作在抢救危重伤病员中起到了非常重要的作用。

随着战场救护的成功实施，急救医学和护理学得以建立和发展。美国是急救医学的发源地，1923年美国约翰霍普金斯医院建立了神经外科术后病房，1927年第一个早产婴儿监护中心在芝加哥建立。第二次世界大战期间还建立了休克病房，用于救护在战争中受伤或接受了手术治疗的战士。这些都标志着急救的雏形建立了，但主要集中于医疗场所。

急救真正得到发展始于20世纪50年代。1952年北欧脊髓灰质炎大流行，许多患者因呼吸肌麻痹不能自主呼吸，当时把抢救器械和这些危重患者集中在一处，辅以"铁肺"治疗，堪称世界上最早用于监护和治疗呼吸衰竭患者的"监护病房"建立。同时，各大医院开始建立类似的监护单元。随着相关技术的发展，危急重症护理学逐步成熟。1959年，美国开始建立和完善重症监护病房（ICU）与冠心病监护病房（CCU）。1975年在国际急诊医学会议上提出了急诊医学国际化、国际互助化和标准化方针，要求急救车装备必要的仪器，国际统一呼救电话及交流急救经验。1979年，世界卫生组织（WHO）将急诊医学正式列为独立的医学学科。1983年，美国医学专业委员会在麻醉、内科、外科和儿科四大医学专科中设立危重症医学专业。此后，急救在国际上迅猛发展起来。

知识链接

铁　肺

铁肺（图1-1）是一个连接着泵的密闭铁盒子，患者的头部伸在外面。当铁肺中的空气被吸出时，新鲜空气进入患者的肺内；当铁肺中的压力上升高时，肺内的空气被压出去。法国患者Martha已在"铁肺"中生活了70年，被吉尼斯世界纪录认定为"铁肺"中存活最久的人。

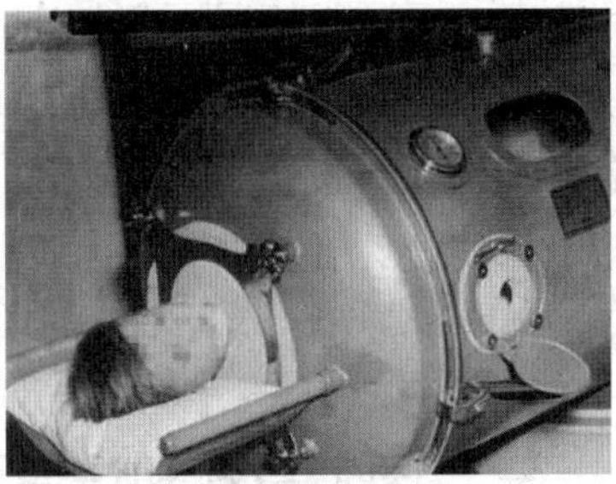

图1-1　铁肺

我国的急救医学事业发展可分为两个阶段。第一阶段为20世纪50年代中叶至70年代末。当时中国参照前苏联急救站的体制，在一些大中城市建立专业急救机构（急救站），由医务人员担任现场急救。急救站担负城市居民急危重症和意外事故的急救功能为社会所肯定，也为民众所需要，它成为中国人民卫生保健事业的一部分并做出了重要贡献。1980年，卫生部发布了《关于加强城市急救工作的意见》的文件，指出了急救医学工作对于国家建设和人民健康的重要作用，明确了其性质和任务，并对建立健全急救站组织，从以院外抢救为主的急救站到医院建立急诊科等作了一系列的规定。同时成立了中国急救医学研究会，加强了急救机构、急救医学工作者的联系和学术交流，有力地促进了80年代改革开放形势下急救医学事业的发展，开创了我国急救医学事业发展的新阶段，即第二阶段。1986年11月，我国颁布了《中华人民共和国急救医疗法》，从此我国的急救工作步入有法可依的正轨。同年12月，我国设置了急救特服电话“120”，由此推动了急救事业的蓬勃发展。目前，我国的急救医疗服务体系已经形成了一个相互密切协作、紧密配合的急救网络，科学、高效、严密地开展急救工作。我国急救医学的学术水平在不断提高，但公众的普遍急救意识还不够强，需要不断努力，提高急救技能的全民普及。

二、急救普及的重要性

随着经济的发展及社会的进步，人们的健康意识明显提高，各种急危重症、意外伤害时有发生，威胁着人民的生命和健康，意外伤害已成为危害人类健康的全球性公共卫生问题。我国每年因意外伤害死亡的患者约70万人，是居民死亡原因的第4位，其中交通意外和火灾事故是主要原因。公众急救知识的普及情况对降低突发事件和灾难发生时的伤残率、提高生存质量起到重要作用。我国近年来在急救知识普及方面有了较大的发展，急救知识的普及使公众能得到及时、有效的现场自救和互救，为患者赢得宝贵的抢救时机，提高抢救成功率。在一些经济发达的国家，公民的急救水平甚至是衡量城市生活水准和社会发展水平的标志。

大量临床实践证明，如果在心跳停止4分钟内实施急救，抢救成功率为50%，如果在心跳停止后8分钟实施急救，抢救成功率下降为10%，如果在心跳停止后10分钟才实施急救，抢救成功的可能性仅为1%。因而“4分钟”被称为救命的“黄金时间”。急救强调的是速度，而通常情况下救护车接报到赶抵现场平均需10～15分钟。但由于我国部分公众急救意识不强，对自己能否正确运用急救知识缺乏自信，急救意识的淡漠让很多生命贻误了宝贵的抢救时机。大多数人除了消极等待急救医生的到来别无他法，而部分人不了解急救知识和技能，在意外事件中因为搬运不当等导致伤者“第二次伤害”，所以急救知识的普及是很有必要的。

三、国外急救知识普及情况

20世纪50~60年代，西方国家首先建立了现代心肺复苏理论和技术体系；1956年Zoll应用电除颤成功抢救了一例心室颤动的患者；1958年美国Peter Safar证实了口对口人工呼吸优于“压胸抬臂通气法”；1960年 Kouvenhoven 发表了第一篇关于胸外按压的文章，被称为心肺复苏的里程碑。口对口呼吸法、胸外心脏按压，配以体外电击除颤，构成了现代心肺复苏的三大要素。1961年Safar进一步将CPR整个过程分为三个阶段，即基础生命支持（basic life support，BLS）、进一步生命支持（advanced life support，ALS）和高级生命持（prolonged life support，PLS）。心肺复苏（cardiopulmonary resuscitation，CPR）是急救技能中的核心内容，有研究证实，在普及CPR知识的欧美国家，每天有100多人幸免于难。

由第一目击者进行CPR的有效率为66.67%，而事故发生后由医生进行CPR的有效率仅为5.28%，充分证实了“现场第一目击者”及早施行有效CPR的重要性。

急救培训在欧美、日韩等都得到了积极的推行。2003年美国心脏病协会公布的统计资料显示，发生在院外的心源性猝死（sudden cardiac death，SCD）患者有95%因来不及到医院救治而死亡。美国西雅图金县，1997—2001年在医院外12591例心搏骤停的急救中4681人（约占37%）无他人在现场，该类患者存活率为零，而其余有他人在场的患者经第一目击者行CPR抢救后送医院救治，大多数都复苏成功。西雅图金县是美国SCD预防的模板和示范社区，其复苏成功率高的主要原因是全社区的参与和政府的大力支持以及对公众进行CPR知识普及教育培训，并在公共场所配置非医务专业人员使用的自动体外除颤器（AED）。在许多经济发达的国家，医学急救知识通常被政府列入常规教学课程，如美国已有5000万人接受过专门的心肺复苏初级救生培训（CPR-BLS）；法国主张消防员能进行较CPR-BLS更多的救护。在国外的调查中显示，学校除了将一般急救纳入教学之外，还已经拓展到心理急救，以应对突发事件及暴力因素。

四、急救医疗服务体系

（一）急救医疗服务体系的组成

急救医疗服务体系（emergency medical services system，EMSS）是集院外急救、院内急诊科救护、重症监护病房救护和各专科“生命绿色通道”于一体的急救网络，即及时将医疗措施送到急、危、重伤患者的身边进行现场初步急救，然后安全护送到就近的医院急诊室进一步诊治，少数危重患者需立即手术，送入监护病房或专科病房。它既适合于平时急诊医疗工作，也适合于大型灾害或意外事故的急救。

一个完整的急救医疗服务体系应包括完善的通信指挥系统、高水平的现场救护、有监测和急救装置的运输工具、医院急救服务机构和重症监护病房。通信、车辆和医疗构成院前急救的三大要素。急救网络的装备有硬装备和软装备之分，硬装备指通信、车辆、医疗设备，软装备指的则是急救人员的素质。

急救医疗服务体系在概念上强调急救的即刻性、连续性、层次性和系统性。由一个组织严密、行动迅速，并能有效实施救治的医疗组织来提供快速、合理、及时的处理，将患者安全地转运到医院，使其在医院内进一步得到更有效的救治，成为急救医疗服务体系的主要目标。

近30年来，急救医疗服务体系在国内外得到了迅速发展，其中法国最早建立了急救医疗服务体系。中国EMSS工作起步晚，与发达国家相比存在一定的差距。中国急救医疗服务开始于20世纪50年代，大中城市出现了院前急救的专业机构急救站。原卫生部从急救事业的组织建立、体制管理、救治质量等方面给予了政策性和指导性支持，推动中国EMSS的进程，探索了一条符合中国国情的EMSS发展道路。1980年10月，卫生部颁发了中华人民共和国成立以来的第一个关于急救的文件——《关于加强城市急救工作的意见》，该文件总结了我国急救工作的现状，提出了建立、健全急救组织，加强急救工作，逐步实现现代化的一系列意见，将发展急救事业作为医院建设的重要任务。目前，中国二级以上的医院均设有急诊科，地市级城市均有急救中心或急救站，综合性医院都建立了重症监护病房，配备了一定的专业队伍。它是院前急救中心（站）、医院急诊科、重症或专科监护病房有机地联系起来的一个完整的现代化医疗机构。

（二）急救医疗服务体系管理

1.急救医疗通信网络 建立健全灵敏的通信网络是提高急救应急能力的基础。救护站、救护车及医院急诊科应配备无线通信，对重点单位、重点部门和医疗机构设立专线电话，以确保在紧急呼救时畅通无阻，提高反应时效。

2.院前急救运输工具 急救用的运输工具既是运送伤病员的载体，又是现场及途中实施抢救、监护的场所。救护站要配备一定数量车况良好、具有必要设备的救护车等运输工具，可实施气管插管、输液、心脏除颤等抢救措施和心电监护等监测。各级卫生行政部门要制订完善急救运输工具的使用管理制度，保证其功能正常良好。

3.急救专业人员培训 加强急救人员理论知识和操作技能的培训，建立院前急救人员准入制度，确保急救人员都经过专业培训并具备相应的业务水平，建立急救专业人员复训和考试制度，促进急救专业人员的业务水平不断提高。急救医疗服务体系的管理人员应具有医学资格，并接受管理培训。

4.普及急救知识 政府和各级各类医疗卫生机构应全面普及培训，对所有涉及急救工作的人员，如警察、消防人员、驾驶员等进行急救培训（包括生命急救技术，如徒手心肺复苏、止血、包扎、固定、搬运等），使得灾害、事故发生时，在专业人员尚未到达前，现场人员能够自救和互救，在现场急救中发挥重要的作用。

5.组建区域急救网络 由于中国幅员辽阔，东西部发展差异大，应根据实际情况设立若干个EMSS点，组建布局合理的区域急救网络，以缩短救援半径和救援时间，保证伤病员能就近获得迅速、有效的救治，避免长途运送而耽误时机，也避免急诊患者过分集中于少数医院，造成该院急诊患者过多而耽误抢救时机。目前全国各大、中城市都建立了急救医疗中心，小城市和县镇已基本建立了急救医疗站，全国县级以上的综合医院和部分专科医院都设置了急诊科，并建立了重症监护病房，形成了中心－站（所）－科（室）相结合的急救医疗网络。通过建立统一管理机构、优化急救网络，能够合理利用急救资源，并促进急救医疗服务体系更加完善，实现城市救援网络的一体化、标准化、规范化。

五、急救人员的基本素养

急救人员无论是专业的医护人员、老年相关的照护人员，还是第一目击者，既要有博爱之心，又需具备良好的素质和工作能力。

1.要有救死扶伤的责任心 从事急救工作者需要动态、严密地观察病情，快速准确地

任务实施

实施流程

案例	丁爷爷，78岁，自行如厕时不慎滑倒，右前臂撞在水台边沿，右侧前臂皮肤有2cm×3cm伤口，伤口有肿胀出血，丁爷爷自行站立起来后，呼叫照护人员。照护人员赶到现场问其摔伤情况，老年人神色焦急，主诉右侧前臂伤口处疼痛、出血，需包扎止血，其他无不适。
评估	评估环境、老年人的年龄、意识状态、摔伤经过、右侧肘部情况。
沟通	和老年人沟通，安慰老年人。 告知老人止血包扎的目的，协助原地坐好，嘱勿随意活动。
准备	1.照护人员：洗净双手，着装整洁。 2.老年人：老年人理解和配合。 3.环境：环境整洁安静，通风良好。 4.物品准备：无菌纱布、绷带、胶布、剪刀、消毒剂、棉签、记录单、笔。 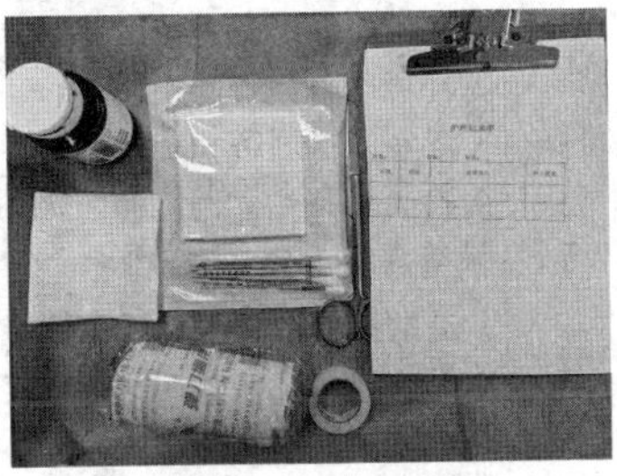
实施	1.立即报告医务人员或家属，或拨打急救电话。 2.照护人员将老年人移至床上或座椅上，取舒适体位，肘部屈曲90°，呈功能位。 3.用棉签蘸取消毒剂简单消毒伤口。 4.用无菌纱布（或清洁手帕等）放在伤口正上方，覆盖伤口，纱布覆盖范围超过伤口边缘3cm。 5.根据老年人情况采用“8”字形包扎法对右肘部进行绷带包扎，包扎时绷带卷轴在上。 6.包扎起始处应将绷带头压好，环形包扎两圈，以免松脱。 7.右手将绷带从右下越过关节向左上绷扎，绕过后面。 8.再从右上越过关节向左下绷扎，如此反复，包扎范围是关节上10cm、关节下10cm。 9.最后在关节上方环形包扎两圈。 10.用胶布固定绷带末端。 11.随时巡视老年人情况，观察老年人伤口出血情况、纱布渗血情况、老年人包扎处皮肤反应，并了解老年人有无其他不适。
整理	1.协助老年人取舒适体位。 2.收拾整理用物，洗手。
记录	在记录单上记录老年人姓名、止血部位、方法、时间、局部情况等。

任务评价

操作考核表

班级：　　　　　　姓名：　　　　　　学号：　　　　　　成绩：

项目	内容	分值	评分要求（少1项扣1分）	得分	教师评价
评估	评估环境、老年人的年龄、意识状态、摔伤经过、摔伤情况。	5			
沟通	1.表明身份，和老年人沟通，询问伤情，安慰老年人，使老年人情绪稳定。 2.告知止血包扎的目的，取得老年人理解和配合。	2 3			
准备	1.照护人员准备：洗净双手，着装整洁。 2.环境准备：安静整洁。 3.老年人：理解和配合。 4.物品准备：无菌纱布、绷带、胶布、剪刀、消毒剂、棉签、记录单、笔。	2 2 2 4			
实施	1.立即报告医务人员或家属，或拨打急救电话。 2.携用物至老年人房间，将老年人移至床上或座椅上，取舒适体位，肘部屈曲90°，呈功能位。 3.用棉签蘸消毒剂简单消毒伤口。	5 10 5			
实施	4.用无菌纱布（或清洁手帕等）放在伤口正上方，覆盖伤口，纱布覆盖范围超过伤口边缘3cm。 5.根据老年人情况采用“8”字形包扎法对右肘部进行绷带包扎。使用时绷带卷轴在上。 6.包扎起始处应将绷带头压好，环形包扎两圈，以免松脱。 7.右手将绷带从右下越过关节向左上绷扎，绕过后面再从右上（近心端）越过关节向左下绷扎，如此反复，包扎范围是关节上10cm、关节下10cm，最后在关节上方环形包扎两圈，用胶布固定绷带末端。 8.随时巡视老年人情况，观察老年人伤口出血情况、纱布渗血情况、老年人包扎处皮肤反应，并了解老年人有无其他不适。	5 5 5 5 5			
整理用物	1.协助老年人取舒适体位。 2.整理用物、洗手。	2 2			
记录	在记录单上记录老年人姓名、包扎部位、包扎方法、时间、局部皮肤情况。	5			
注意事项（口述）	1.操作时应小心、谨慎，不要触及伤口，以免加重疼痛或导致伤口出血及污染。 2.包扎时如有皮肤皱褶处如腋下、乳下、腹股沟等，应用棉垫或纱布衬隔，骨隆突处也用棉垫保护。 3.包扎方向为自下而上、由左向右，从远心端向近心端包扎，以助静脉血回流。 4.包扎时应松紧适宜，避免影响血液循环及松脱。 5.包扎四肢应将指（趾）端外露，并观察皮肤血液循环。 6.打结固定时，结应打在肢体的外侧面，忌在伤口、骨隆突或易受压部位打结。	1 1 1 1 1 1			
整体评价	1.老年人对所给予的解释和护理表示理解和满意。 2.操作规范、安全，达到预期目标。	2 3			

二、骨折后的初步固定

学习目标

▶ 素质目标

发扬吃苦耐劳的职业精神，具有细心、耐心和责任心。

▶ 知识目标

掌握骨折固定的方法和注意事项；了解老年人骨折的表现。

▶ 技能目标

学会骨折常用包扎固定方法，能为老年人进行骨折后的初步固定。

任务导入

▶ 任务描述

张爷爷，70岁，由于路面潮湿不慎滑倒，摔倒时右侧手掌着地，右侧腕部剧痛难忍，自行站立起来后，呼叫照护人员。照护人员赶到现场问其摔伤情况，观察右侧腕部呈餐叉样畸形，腕部表面皮肤无擦伤和伤口，老年人意识清楚，神色焦虑，主诉右侧腕部剧痛难忍、肿胀，疑似腕部骨折，需包扎固定，其他无不适。

▶ 任务目标

1.快速评估张爷爷的伤情。

2.采用正确的方法进行急救处理，疼痛缓解，未发生二次损伤。

任务分析

由于老年人骨细胞的分解速度逐渐超过了骨细胞的合成速度，使骨骼内部逐渐疏松、骨骼变脆；又由于老年人肌腱硬化、肌肉萎缩，活动时韧带、肌肉等对自我保护和维持身体平衡的能力明显减低，因此老年人运动或跌倒时容易造成骨折损伤。

（一）骨折的表现和体征

骨折就是指骨的完整性或连续性受到破坏。其表现分为一般表现和特有体征。

1.一般表现　局部疼痛、肿胀、青紫和功能障碍。

2.特有体征

（1）局部畸形　骨折端移位可使患肢外形发生改变，主要表现为缩短、成角、延长。

（2）异常运动　正常情况下肢体不能活动的部位，骨折后出现不正常的活动。

（3）骨擦音或骨擦感　骨折后两骨折端相互摩擦撞击，可产生骨擦音或骨擦感。

以上三种体征只要发现其中之一即可确定为骨折，但未见此三种体征者也不能排除骨折的可能，如嵌插骨折、裂缝骨折。

（二）老年人常见骨折部位

1.腕部骨折 是老年人骨折中最常见的一种。当老年人要摔倒时，会条件反射地伸出手掌触地来支撑保护身体。老年人跌倒后手掌着地会使身体的重力集中在前臂远端的桡骨上而发生骨折。此时，因腕部多是在伸直位受力而导致骨折远端向手背侧移位，从侧方看腕部，会呈现特殊的餐叉样畸形（图2-9）。

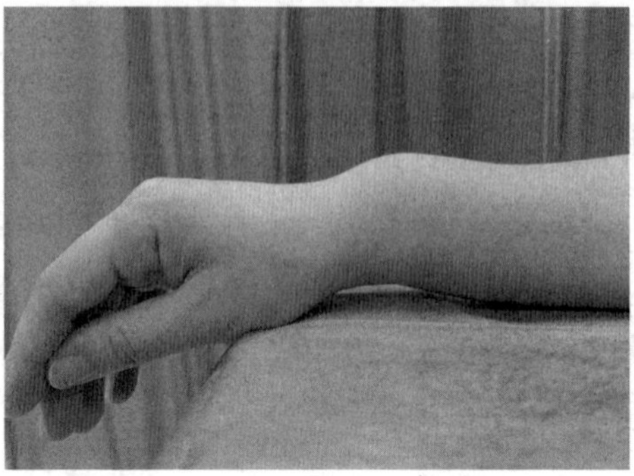

图2-9 腕部骨折餐叉样畸形

2.椎体骨折 老年人锥体骨折多发生在脊柱的腰椎以及胸腰段部位的椎体。老年人骨质疏松发生时往往首先累及脊柱的椎体，一旦受到外力的刺激，如跌坐伤的发生，疏松、空虚的椎体很容易发生形态上的改变，即椎体压缩性骨折。这时老年人腰背痛症状进一步加剧，有的疼痛会放射到腹部。起卧活动受限，驼背畸形也愈发明显。

3.髋部骨折 髋部是下肢和躯干的连接部位，骨质疏松的老年人在摔倒的瞬间，很容易造成股骨粗隆或股骨颈的骨折。

（三）骨折固定方法

老年人骨折后，在去医院就诊前，照护人员可协助医务人员用夹板（图2-10）对老年人骨折部位进行临时固定。固定的目的是防止骨折部位移动损伤血管、神经，减轻老年人的痛苦，有利于防止进一步损伤及方便搬运。

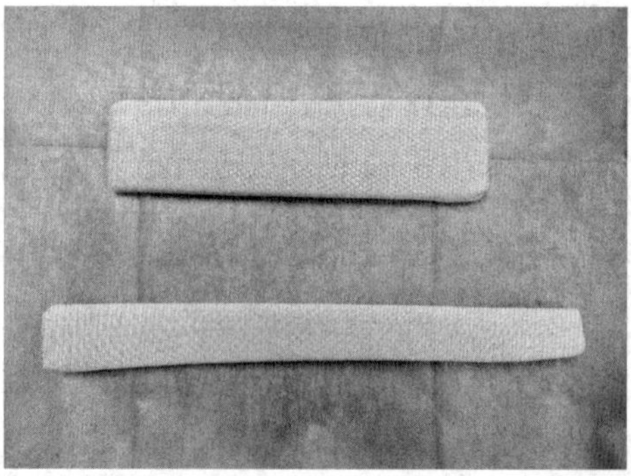

图2-10 夹板

1.上肢前臂骨折固定法 两块夹板分别置于前臂掌侧和背侧（有棉衬垫的夹板可以直接用，没有棉衬垫的夹板需在皮肤上垫棉垫才可用），其长度超过肘关节至腕关节；如用一块则置于背侧，用绷带将两端固定，再用三角巾使肘关节屈曲90°悬吊在胸前。

2.上肢肱骨骨折固定法 用长、短两块夹板，长夹板放于上臂的后外侧，短夹板置于前内侧；如用一块应置于外侧，随后在骨折部位上下两端固定，再用三角巾将上肢悬吊在肘关节屈曲90°。

3.大腿骨折固定法 使老年人平躺，踝关节保持在背屈90°位置。两块夹板分别置于下肢内、外侧或仅在下肢外侧放一块夹板，外侧夹板从腋下至足跟下3cm，内侧夹板从腹股沟至足跟下3cm，然后用绷带分段将夹板固定。

4.小腿骨折固定法 用两块夹板分别置于下肢内、外侧，长度从足跟至大腿，用绷带分段扎牢。

（四）骨折固定法的注意事项

（1）怀疑老年人骨折后，不可强制老年人进行各种活动，应先立即拨打就医电话并报告，待医护人员到场后再配合行下一步处理。

（2）固定夹板的长度与宽度要与骨折的肢体相适应，其长度必须超过骨折的上、下两个关节。固定时除骨折部位上、下两端外，还要固定上、下两个关节。

（3）固定应松紧适度，以免影响血液循环。

（4）如果夹板内侧没有内衬棉垫，则不可与皮肤直接接触，其间应垫棉花或其他物品，尤其在夹板两端、骨突出部位和悬空部位应加厚衬垫，防止受压或固定不妥。

（5）在处理开放性骨折时，不可把刺出的骨端送回伤口，以免造成感染。

（6）肢体骨折固定时，一定要将指（趾）端露出，以便随时观察末梢血液循环情况，如发现指（趾）端苍白、发冷、麻木、疼痛、浮肿或青紫，说明血运不良，应松开重新固定。

任务实施

实施流程

案例	张爷爷，70岁，摔伤后右侧腕部剧痛，表面无伤口；意识清楚，焦虑，能回忆摔倒经过；其他无不适。
评估	评估老年人的年龄、意识状态、摔伤经过、右侧腕部情况。
沟通	表明身份，与老年人沟通，安慰老年人，协助老年人原地坐起，嘱老年人勿随意移动和随意活动右侧上肢。 告知骨折固定的目的（固定的目的是防止骨折部位移动损伤血管、神经，减轻痛苦，有利于防止进一步损伤及方便搬运）。
准备	1.照护人员：洗净双手，着装整洁，并做好自身防护。 2.老年人：理解和配合，上肢制动。 3.环境：整洁安静，通风良好。 4.物品准备：绷带卷数个、三角巾1个、剪刀1把、内衬有棉垫的夹板（或木板、木棍等）数个、记录单、笔1支。 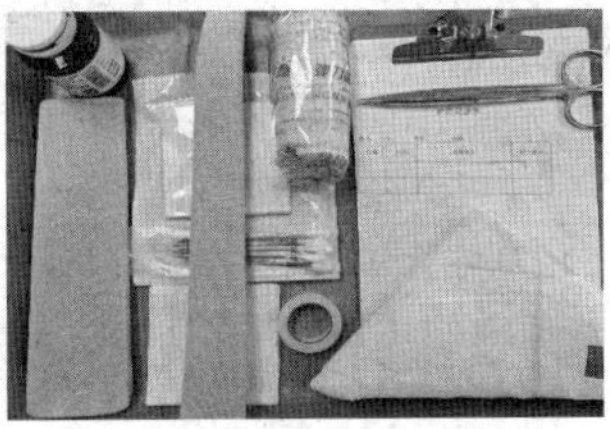
实施	1.立即报告医务人员或家属，或拨打急救电话。 2.医护人员到场后，协助医护人员将老年人移至床上或座椅上，取舒适体位。 3.取两块夹板分别置于前臂掌侧和背侧，其长度超过肘关节和腕关节。 4.配合医务人员采用绷带对老年人腕部夹板进行绷带固定。先固定肘关节，再用绷带“8”字形固定腕关节。 5.三角巾悬吊，将右侧肢体肘部屈曲90°放在三角巾上，然后将两个底角分别绕过颈左右两侧，在颈后打结。 6.随时观察老年人病情变化并询问老年人有何不适。
整理	1.协助老年人取舒适体位。 2.整理用物、洗手。
记录	记录老年人姓名、固定部位、方法、时间、局部情况等。

任务评价

操作考核表

班级：　　　　　　姓名：　　　　　　学号：　　　　　　成绩：

项目	内容	分值	评分要求（少一项扣1分）	得分	教师评价
评估	评估老年人的年龄、意识状态、摔伤经过、右侧腕部情况。	5			
沟通	1.表明身份，和老年人沟通，安慰老年人。 2.协助老年人原地坐起，嘱老年人勿随意移动和随意活动右侧上肢。 3.告知骨折包扎的目的。	2 1 1			
准备	1.照护人员：洗净双手，着装整洁，并做好自身防护。 2.老年人：理解和配合，上肢制动。 3.环境：整洁安静，通风良好。 4.物品准备：绷带卷数个、三角巾1个、剪刀1把、内衬有棉垫的夹板（或木板、木棍等）数个、记录单、笔1支。	2 2 2 4			
实施	1.立即报告医务人员或家属，或拨打急救电话。 2.医护人员到场后，协助医护人员将老年人移至床上或座椅上，取舒适体位。 3.取两块夹板分别置于前臂掌侧和背侧，其长度超过肘关节和腕关节。 4.配合医务人员采用绷带对老年人腕部夹板进行绷带固定。先固定肘关节，再用绷带“8”字形固定腕关节。 5.三角巾悬吊，将右侧肢体肘部屈曲90°放在三角巾上，然后将两个底角分别绕过颈左右两侧，在颈后打结。 6.随时观察老年人病情变化并询问老年人有何不适。	5 5 10 15 15 10			
整理	1.协助老年人取舒适体位。 2.整理用物、洗手。	2 2			
记录	记录老年人姓名、固定部位、方法、时间、局部情况等。	5			
注意事项（口述）	1.固定夹板的长度与宽度要与骨折的肢体相适应，其长度必须超过骨折的上、下两个关节。固定时除骨折部位上、下两端外，还要固定上、下两个关节。 2.固定应松紧适度，以免影响血液循环。 3.如果夹板内侧没有内衬棉垫，则不可与皮肤直接接触，其间应垫棉花或其他物品，尤其在夹板两端、骨突出部位和悬空部位应加厚衬垫，防止受压或固定不妥。 4.在处理开放性骨折时，不可把刺出的骨端送回伤口，以免造成感染。 5.肢体骨折固定时，一定要将指（趾）端露出，以便随时观察末梢血液循环情况，如发现指（趾）端苍白、发冷、麻木、疼痛、浮肿或青紫，说明血运不良，应松开重新固定。 6.随时观察并询问老年人有何不适。	1 1 1 1 1 1			
整体评价	老年人对所予的解释和护理表示理解和满意。 操作规范、安全，达到预期目标。	2 3			

三、骨折后的搬运

学习目标

▶ **素质目标**

具有处事不惊、临危不乱的急救素质和爱伤、敬老的观念；在老年照护工作中具有安全防范意识。

▶ **知识目标**

描述不同搬运方法及适应证；描述不同搬运方法的操作方法；描述老年人常见损伤的搬运方法。

▶ **能力目标**

能正确选择合适的搬运方法；能实施骨折后老人的安全搬运；能理解不同搬运方法的注意事项。

任务导入

▶ **任务描述**

李爷爷，73岁，由于踩着凳子到柜子上取物时摔下来，受伤后自觉腰痛明显，呼叫照护人员。照护人员赶到现场问其摔伤情况，观察老年人身上皮肤无损伤，意识清楚，主诉腰痛明显，疑似腰椎骨折。

▶ **任务目标**

1. 快速评估李爷爷的伤情。
2. 采用正确的方法搬运，疼痛减轻，未发生二次损伤。

任务分析

搬运就是使用运输工具或器械将老年人从一个地方转移到另一个地方。对于需要搬运转移有骨折的老年人，快速、规范、科学的搬运方法可以减轻老年人的痛苦，保证老年人的安全，避免加重老年人的骨折病情，甚至造成老年人再次受伤。因此，照护人员协助医务人员对骨折老年人及时、迅速、安全的搬运尤为重要。

（一）搬运工具

1. 担架　器械搬运法中最常用的搬运方法是担架搬运法。担架结构简单，轻便耐用。担架两边是平行的两根硬杆，中间为布制或以硬板作为支托（图2-11），老年人可躺在中间，前后分别由两个人抬左右的硬杆进行搬运。可用于任何骨折老年人。脊髓骨折搬运时不可用布制担架，需用硬板作为支托。

2.轮椅 是装有轮子的椅子，分为电动和手动折叠轮椅（图2-12）。轮椅常用于老年人上肢或单侧踝部骨折的搬运。

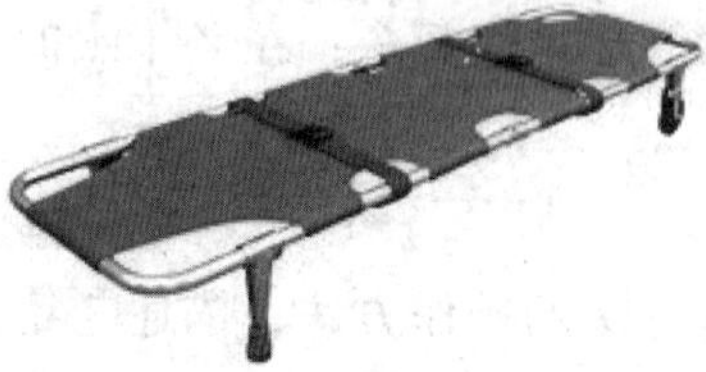

图2-11 医用担架

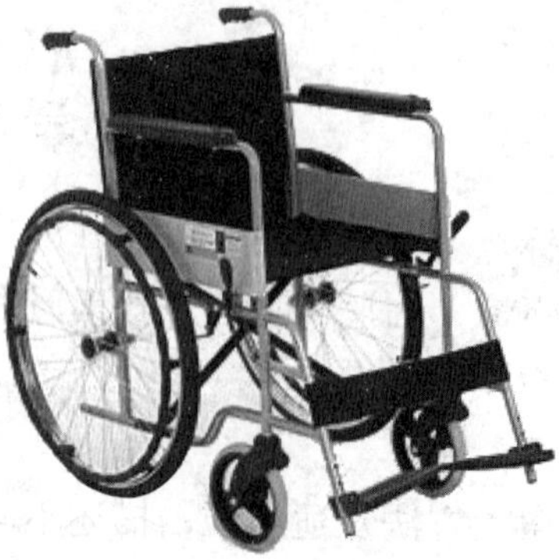

图2-12 医用轮椅

3.平车 为常用的转运工具，可用于任何疾病的老年人的转运。平车去掉下面的车架，上面就是简易的平车担架（图2-13），也可以作为担架使用。

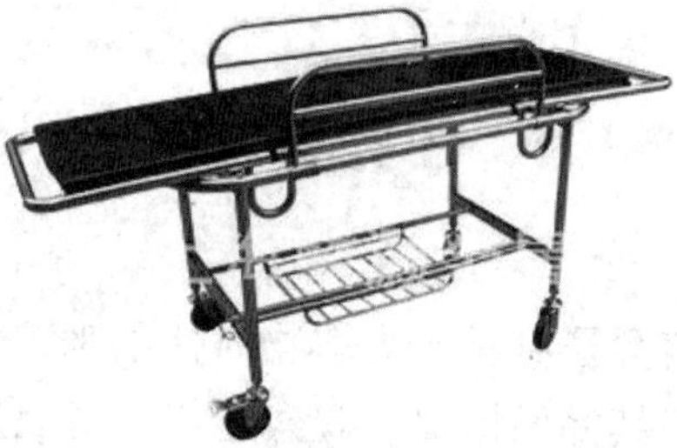

图2-13 医用平车

（二）搬运方法

搬运方法很多，现介绍常用的针对骨折老年人的两种方法：担架搬运及轮椅搬运。

1.担架搬运

（1）多名照护人员分别托起老年人的头颈部、胸部、腰部、臀部、大腿部、膝关节、小腿部等，共同抬起老年人转移到硬板担架上，老年人面朝上。适用于胸、腰椎骨折的老年人。

（2）担架搬运老年人时，老年人头部向后，足部向前，后面抬担架的人，可以随时观察老年人的变化。

（3）抬担架人的脚步行动要一致，前面的人开左脚，后面的人开右脚，平稳前进。

（4）向高处抬时（如过台阶、上坡时），前面的人要放低，后面的人要抬高，以使老年人保持水平状态。向低处抬时（下台阶、下坡时），则相反。

2.轮椅搬运

（1）搬运上肢骨折老年人时，应先将轮椅手刹刹住，照护人员在轮椅背后，用两手扶住轮椅座靠，嘱老年人扶着轮椅的扶手，身体置于椅座中部，抬头向后靠坐稳。

（2）搬运单侧踝部骨折老年人时，应将轮椅放至床旁，并拉好手刹。扶老年人坐起，并移至床边，请老年人双手置于照护人员肩上，照护人员双手环抱老年人腰部，协助老年人下床，嘱老年人用其近轮椅侧的手，扶住轮椅外侧把手，转身坐入轮椅中；或由照护人员环抱老年人，协助老年人坐入轮椅中。过程中嘱老年人抬起患侧肢体，患侧肢体切勿用力。

（三）搬运的注意事项

（1）胸、腰椎损伤的老年人适用硬板担架，老年人采取仰卧位，受伤的胸、腰椎下方垫一个约10cm厚的小枕或衣物。

（2）搬运时，老年人四肢不可靠近担架边缘，以免碰撞造成损伤。

（3）平托搬运时应防止头、颈左右旋转活动。

（4）老年人搬运适用于颈椎、腰椎骨折的老年人或病情较重的老年人，且在搬运过程中尽量保持老年人身体平直，各部位受力均匀，避免再次伤害。

（5）使用轮椅时，老年人不可前倾、自行站起或下轮椅，以免摔倒，若身体不能保持平衡，应系安全带以免发生意外。

（6）搬运过程中，随时观察老年人变化，询问老年人有无不适。

（7）推轮椅时，下坡应减速，退着行驶，使老年人背部朝坡下，面部朝坡上，并嘱老年人抓紧扶手；过门槛时，翘起前轮，避免过大的震动，保证老年人安全。

任务实施

实施流程

流程	具体内容
案例	李爷爷，73岁，摔伤后腰部疼痛明显，身体表面无伤口，意识清醒，焦虑，能回忆摔倒经过；其他无不适。
评估	老年人骨折后搬运沟通 1.表明身份，评估老年人的年龄、意识状态、摔伤经过、腰部疼痛情况。 2.疑似腰椎骨折后搬运时须多人搬运，老年人身体呈轴线，避免二次损伤，请老年人理解和配合。
沟通	和老年人沟通，安慰老年人，告知骨折后搬运的注意事项，协助平卧于原地，嘱勿随意活动。
准备	骨折搬运用物准备 1.照护人员：洗净双手，着装整洁。 2.老年人：理解和配合，平卧于原地，不随意移动。 3.环境：整洁安静。 4.物品准备：担架、硬板、小枕（毛巾做的），大枕头2个，绷带卷数个。
实施	1.立即报告医务人员或家属，或拨打急救电话。 2.医护人员到场后，将担架平行放置于老年人身边，如果是布质担架则在担架上放置硬板，老年人躺下后腰部位置垫一个小枕头。 3.在医护人员指导下，位于老年人头部的照护员托起老年人头颈部，位于老年人同一侧的两人一人托起老年人胸部和腰部，另一人托起老年人臀部、大腿部，位于老年人脚侧的照护人员托起老年人的膝关节、小腿部。
实施	4.医护人员喊口令“开始”，四人同时用力抬起老年人，一起将老年人平托移到担架硬板上，腰部疼痛部位垫压小枕头上。 5.老年人身体两侧用枕头或衣物塞紧，担架搬运老年人时，老年人头部向后，足部向前，后面抬担架的人可以随时观察老年人的变化。抬担架人的脚步行动要一致，前面的人迈左脚，后面的人迈右脚，平稳前进。向高处抬时（如过台阶、上坡时），前面的人要放低，后面的人要抬高，以使老年人保持水平状态；向低处抬时（下台阶、下坡时）则相反。 6.配合医护人员抬担架至指定位置。 7.转移搬运过程中随时观察老年人有无不适。
整理	1.协助老年人取舒适体位。 2.整理用物，洗手。
记录	在记录单上记录老年人姓名、疑似骨折部位、搬运方法、搬运时间、局部情况。

任务评价

操作考核表

班级： 姓名： 学号： 成绩：

项目	内容	分值	评分要求（少1项扣1分）	得分	教师评价
评估	表明身份，评估环境、老年人的年龄、意识状态、摔伤过程、腰部疼痛情况。	5			
沟通	1.和老年人沟通，安慰老年人，取得老年人理解和配合。 2.告知骨折后搬运的注意事项。 3.协助平卧于原地，嘱勿随意活动。	2 2 1			
准备	1.照护人员准备：洗净双手，着装整洁。 2.环境准备：安静整洁。 3.老年人：老年人理解和配合，平卧于原地，不随意移动。 4.物品准备：担架、硬板小枕（毛巾做的），大枕头2个，绷带卷数个。	2 2 2 4			
实施	1.立即报告医务人员或家属，或拨打急救电话。 2.医护人员到场后，将担架平行放置老年人身边，在担架上放置硬板，老年人躺下后腰部位置垫一个小枕头。 3.在医护人员指导下，位于老年人头部的照护人员托起老年人的头颈部，位于老年人同一侧的两人一人托起老年人的胸部和腰部，另一人托起老年人的臀部、大腿部，位于老年人脚侧的照护人员托起老年人的膝关节、小腿部。	5 10 15			
实施	4.医护人员喊口令“开始”，四人同时用力共同抬起老年人，一起将老年人移到担架硬板上，腰部疼痛部位垫压小枕头上。 5.老年人身体两侧用枕头或衣物塞紧，用带子绕硬质担架上一圈固定。 6.配合医护人员抬担架至指定位置。 7.转移搬运过程中随时观察老年人有无不适。	15 10 5 5			
注意事项（口述）	1.胸、腰椎损伤的老年人适用硬板担架，老年人采取仰卧位，受伤的胸、腰椎下方垫一约10cm厚的小枕或衣物。 2.搬运时，老年人四肢不可靠近担架边缘，以免碰撞造成损伤。 3.平托搬运时应防止头、颈左右旋转活动。	1 1 1			

续表

项目	内容	分值	评分要求（少1项扣1分）	得分	教师评价
注意事项（口述）	4.适用于颈椎、腰椎骨折的老年人或病情较重的老年人，且在搬运过程中尽量保持老年人身体平直，各部位受力均匀，避免再次伤害。	1			
	5.使用轮椅时，老年人不可前倾、自行站立或下轮椅，以免摔倒，若身体不能保持平衡，应系安全带以免发生意外。	1			
	6.搬运过程中，随时观察老年人变化，询问老年人有无不适。	1			
	7.推轮椅时，下坡应减速，退着行驶，使老年人背部朝坡下，面部朝坡上，并嘱老年人抓紧扶手；过门槛时，翘起前轮，避免过大的震动，保证老年人安全。	1			
整理	1.协助老年人取舒适体位。 2.整理用物、洗手。	1 2			
记录	在记录单上记录老年人姓名、疑似骨折部位、搬运方法、搬运时间、局部情况。	5			

（邓　辉）

项目四　简易救护设备的使用

任务一　自动体外除颤器的使用

学习目标

▶ 素质目标

具有处事不惊、临危不乱的急救素质和安全防范意识。

▶ 知识目标

描述AED使用的方法及适应证；能理解使用AED的注意事项。

▶ 能力目标

能正确使用AED。

任务导入

▶ 任务描述

李爷爷，70岁，看足球赛时突然晕厥倒地。照护人员小张立即检查，发现李爷爷心跳、呼吸停止，小张立即实施抢救并呼叫照护员小李，小李取来AED，配合抢救。

▶ 任务目标

1.快速评估李爷爷的病情。

2.正确实施CPR和使用AED开展现场急救。

3.安全转运李爷爷。

任务分析

自动体外除颤器（AED）设备的不断普及，使心搏骤停患者早期应用电击除颤成为可能，并逐步成为BLS的一项重要内容。电击除颤对于心室颤动类型的心搏骤停患者有较高的抢救成功率，但随使用时间推移迅速下降，故早期电除颤成为该类型心搏骤停的关键性抢救措施，应力争在心搏骤停后2分钟内实施。AED的使用非常简单，按照其标示和语音提示操作即可，它可以自动分析心律和选定电击除颤类型（图2-14）。

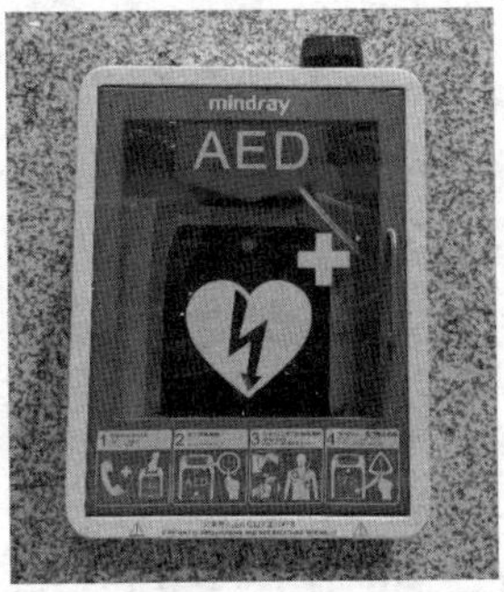

图2-14　自动体外除颤器（AED）

任务实施

实施流程

案例	李爷爷，70岁，看足球赛时突然晕厥倒地。照护人员小张立即检查，发现老人心跳、呼吸停止，小张立即实施抢救并呼叫照护员小李，小李取来AED，配合抢救。
评估	评估环境、老年人的年龄、意识、呼吸、心跳情况、既往病史等。
准备	1.照护人员：洗净双手，着装整洁，做好自身防护。 2.老年人：确保老年人衣服、身体干燥，身上无任何金属物，若患者胸部体毛较多，需先剔除。 3.环境：安全，确保老年人周边环境无水。 4.物品准备：AED、纱布数张、记录纸、笔。
沟通	与其他救护员沟通并相互理解、能有效配合。
实施	1.打开AED，开启电源。 2.粘贴电极片：露出患者胸部，清洁患者胸部皮肤，并按照指示贴上电极贴片（将一片电极片贴在右锁骨正下方，另一片电极片贴在左腋前线第5肋间下或左乳头水平外下方）。 3.将电极与AED连接。 4.分析心律：AED自动分析心律，施救者不可接触患者。 5.再次确认施救者及周围人员与患者无身体接触，然后按下电击除颤按钮。 6.电击后，立即CPR。 7.5个循环CPR后仍没有复苏成功再次除颤，如此交替进行，直至复苏成功或救护车到达。
整理	1.复苏成功，整理老人衣裤，并将头偏向一侧，盖上被子保暖。 2.整理用物，洗手。
记录	在记录单上记录老年人姓名、年龄、救护时间、局部皮肤情况等。

任务评价

操作考核表

班级：　　　　　　　姓名：　　　　　　　学号：　　　　　　　成绩：

项目	内容	分值	评分要求（少一项扣1分）	得分	教师评价
评估	评估环境、老年人的年龄、意识、呼吸、心跳情况、既往病史等。	5			
沟通	与其他救护员沟通并相互理解、能有效配合。	5			
准备	1.照护人员准备：洗净双手，着装整洁，做好自身防护。 2.环境准备：安全，确保老年人周边环境无水。 3.老年人：确保老年人衣服、身体干燥、身上无任何金属物，若患者胸部体毛较多，需先剔除。 4.物品准备：AED、纱布数张、记录纸、笔。	2 2 2 4			
实施	1.打开AED，开启电源。 2.粘贴电极片：露出患者胸部，清洁患者胸部皮肤，并按照指示贴上电极贴片（将一片电极片贴在右锁骨正下方，另一片电极片贴在左腋前线第五肋间下或左乳头水平外下方）。 3.将电极与AED连接。 4.分析心律：AED自动分析心律，施救者不可接触患者。 5.再次确认施救者及周围人员与老年人无身体接触，然后按下电击按钮。 6.电击后，立即CPR。 7.5个循环CPR仍没有复苏成功再次除颤，如此交替进行，直至复苏成功或救护车到达。	5 10 5 10 10 15 5			
注意事项（口述）	1.观察环境是否安全，包括救助对象及所处环境是否过于潮湿。如果老人在水中，请将其从水中拉出；如果胸部布满水，或者躺在雪上、小水坑中，请快速擦拭胸部再贴上电极片。 2.如果患者胸部有毛发，可能使电极片无法粘贴到皮肤，可以使用AED携带箱里的剃刀剃掉放置电极片部位的毛发。 3.若发现患者胸部上方或腹部的皮肤下有硬块，大小约为一副纸牌的一半，可能是一台植入式除颤器/起搏器，避免直接将AED电极片放在植入装置上。也不要将电极片置于药物贴片上，贴片可能阻碍将能量从电极片转移到心脏，还可能对皮肤造成轻微灼伤。 4.放电时不可触碰救助对象，且放电后，应在保持AED电极片连接完好的情况下，立即继续进行胸外按压-人工呼吸。	2 2 2 2			

续表

项目	内容	分值	评分要求（少一项扣1分）	得分	教师评价
整理	1.复苏成功，整理老人衣裤、头偏向一侧、盖上被子保暖。 2.整理用物、洗手。	5 2			
记录	在记录单上记录老年人姓名、年龄、救护时间、局部皮肤情况等。	5			

（邓　辉）

任务二　简易呼吸器的使用

学习目标

▶ **素质目标**

树立“生命第一，时效为先”的急救护理理念和自我防护意识；培养精益求精的职业精神。

▶ **知识目标**

能说出简易呼吸器使用的适应证、简易呼吸器的组成结构和操作要点。

▶ **技能目标**

正确组装和调试简易呼吸器，能够正确使用简易呼吸器。

任务导入

▶ **任务描述**

张奶奶，78岁。下午与一起休养的伙伴在某颐养中心的活动室搓麻将时，摸到一副好牌后大笑一声，往后摔倒。一旁的照护人员立即跑到张奶奶身边，发现张奶奶呼之不应，面色苍白，未能看到胸廓起伏，掐人中没有反应。照护人员初步判断张奶奶可能发生了心搏骤停，马上为张奶奶实施心肺复苏术。由于现场没有人工呼吸的防护纱布，拟采用简易呼吸对张奶奶进行人工呼吸。

▶ **任务目标**

1.正确组装简易呼吸器，并完成调试。

2.张奶奶心跳、呼吸恢复，暂时脱离生命危险，没有发生肋骨骨折、窒息等不良后果。

3.张奶奶被安全、顺利送到医院接受进一步救护。

任务分析

简易呼吸器又称球囊-面罩（图2-15），是进行人工通气的简易工具。球囊-面罩通气具有供氧浓度高、操作简便等特点，与气管插管相比在改善组织缺氧方面同等有效。2020年国际心肺复苏指南指出，双人心肺复苏基础生命支持阶段可以用球囊-面罩通气（bag-mask ventilation，BMV）代替口对口人工呼吸。简易呼吸器由一个有弹性的球囊、三通呼吸阀门、衔接管、储氧袋和面罩组成，在球囊后面空气入口处有单向阀门，以确保球囊舒张时空气能单向流入，其侧方有氧气入口，连接氧气后，使用储氧袋，可以提高给氧浓度。

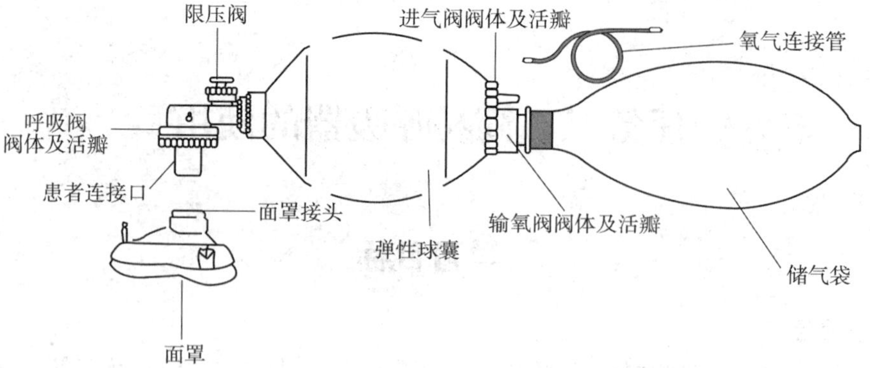

图 2-15　简易呼吸器结构示意图

1.适应证　主要用于途中、现场或临时替代呼吸机的人工通气。

2.禁忌证

（1）中等以上活动性咯血。

（2）颌面部外伤或严重骨折。

（3）大量胸腔积液。

任务实施

实施流程

案例	张奶奶，78岁。下午与一起休养的伙伴在某颐养中心的活动室搓麻将时，摸到一副好牌后大笑一声，往后摔倒。一旁的照护人员立即跑到张奶奶身边，发现张奶奶呼之不应，面色苍白，未能看到胸廓起伏，掐人中没有反应。照护人员初步判断张奶奶可能发生了心搏骤停，马上为张奶奶实施心肺复苏术。由于现场没有人工呼吸的防护纱布，拟采用简易呼吸对张奶奶进行人工呼吸。
物品准备	选择合适的面罩，以便得到最佳使用效果。如为外接氧气，应调节氧流量至氧气储气袋充满氧气（氧流量10～12L/min）。
患者准备	取去枕、头后仰体位（图2-16）。人工通气术必须在呼吸道畅通前提下使用，使用前开放气道，清除口腔中义齿及咽喉部异物，松解患者衣领。 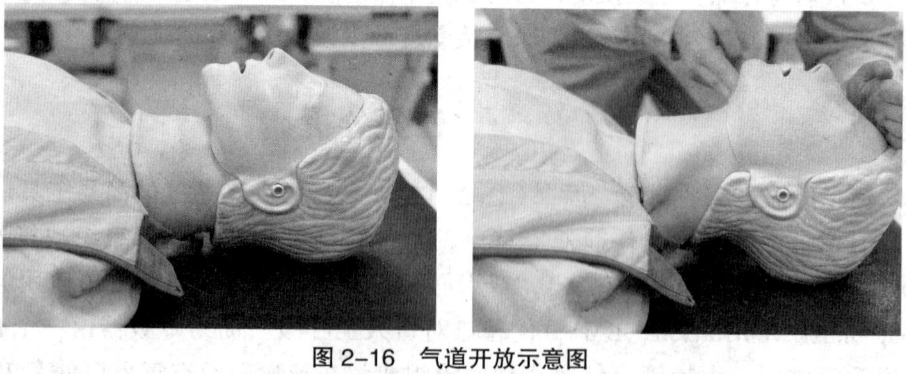 图 2-16　气道开放示意图
评估	评估患者呼吸状态，是否需要进行辅助通气；评估气道是否通畅，可以进行辅助通气。

操作过程	1.单人操作法（EC手法）：操作者位于患者头部的后方，将患者头部向后仰，并托牢下颌使其朝上，保持气道通畅。将面罩扣在患者口鼻处，用一手拇指和示指呈"C"形按压面罩，中指和环指放在下颌下缘，小指放在下颌角后面，呈"E"形，保持面罩的适度密封，用另外一只手均匀地挤压球囊，送气时间为1秒，每次送气500～600ml，频率10～12次/分，将气体送入肺中，待球囊重新膨胀后再开始下一次挤压，保持适宜的吸气/呼气时间。若气管插管或气管切开患者使用简易呼吸器，应先将痰液吸净后再应用（图2-17）。 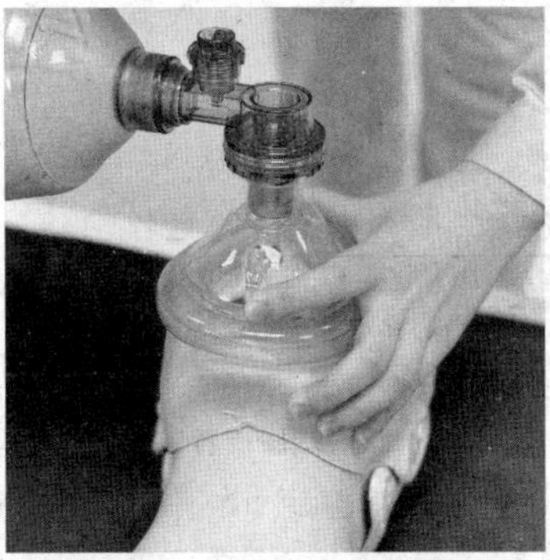 图2-17　单手面罩固定 2.双人操作法（双EC手法）：由一人固定或按压面罩，方法是操作者分别用双手的拇指和示指放在面罩的主体，中指和环指放在下颌下缘，小指放在下颌角后面，将患者下颌向前拉，伸展头部，畅通气道，保持面罩的适度密封，由另一个人挤压球囊，每次送气500～600ml，频率10～12次/分，将气体送入肺中（图2-18）。 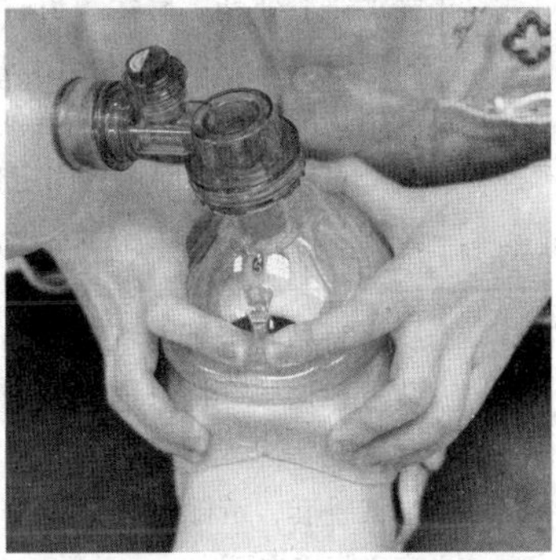 图2-18　双手面罩固定
用物处理	使用结束后将简易呼吸器置于2%的戊二醛中浸泡消毒4～8小时后清水冲洗干净晾干备用，储氧袋用酒精擦拭消毒。消毒完毕后调试好仪器备用。
注意事项	1.选择适宜通气量：挤压球囊时，应根据气囊容量、患者病情、年龄、体质等决定，通气量以见到胸廓起伏即可，一般为500～600ml。 2.选择适当呼吸频率：美国心脏协会建议，如果成人患者有脉搏，每5～6秒给予1次呼吸（10～12次/分）；如果没有脉搏，使用30:2的比例进行按压通气；如果建立了高级气道，可以每6秒钟进行一次人工通气（即每分钟10次通气）。如果患者尚有微弱呼吸，应注意挤压球囊的频次和患者呼吸的协调，尽量在患者吸气时挤压气囊，避免在患者呼气时挤压气囊。 3.使用时间不宜过长：受人为因素的影响，如果长时间使用，易使通气量不足，必须及时行气管插管。 4.监测病情变化：使用简易呼吸器过程中，应密切观察患者通气效果、胸腹起伏、皮肤颜色、听诊呼吸音、生命体征和血氧饱和度等参数。

任务评价

操作考核表

班级：　　　　　　姓名：　　　　　　学号：　　　　　　成绩：

项目	内容	分值	评分要求	得分	教师评价
操作前准备	1.仪表端庄、着装整洁，不戴首饰	2	着装一项不符合要求扣1分 戴首饰、未修剪指甲、涂指甲油各扣1分		
	2.评估：①患者有无自主呼吸及呼吸形态，呼吸道是否通畅，有无义齿；②患者的意识、脉搏、血压等；③解释操作目的，取得患者配合。	10	未评估扣10分，评估不全一项扣2分；未解释扣4分		
	3.用物准备：简易呼吸器（呼吸球囊、呼吸活瓣、患者适宜的面罩、固定带及衔接管），氧气装置、纱布、必要时备手套。	8	少一件或一件不符合要求扣1分		
操作步骤	1.将简易呼吸器与氧气（高流量10~12L/min）装置相连接、检查连接是否正确、呼吸囊有无漏气。	10	一处不符合要求扣1分，管道连接错误或呼吸囊漏气各扣5分		
	2.戴手套，清除上呼吸道分泌物及呕吐物，如有义齿需取下。	8	未戴手套扣1分，未清理呼吸道分泌物扣4分		
	3.给患者取适宜体位。	2	未取合适体位扣2分		
	4.打开气道：解开患者衣领、腰带，操作者站于患者的头侧，卸下床头栏，双手托起患者下颌，使患者头后仰（必要时用口咽通气管）。	12	一处不符合要求扣2分		
	5.戴面罩：在患者口、鼻部扣紧面罩并用EC手法固定，挤压气囊。	8	使用面罩不合、面罩固定不正确、漏气各扣3分		
	6.以每分钟10～12次的频率有规律地反复挤压呼吸气囊，每次挤压500~600ml（挤压气囊凹陷1/2以上）。	10	挤压气囊频率过快或过慢、漏气明显不处理各扣4分		
	7.观察患者胸廓是否起伏，判断通气量是否合适。	4	一处不符合要求扣2分		
	8.观察患者使用呼吸器后呼吸是否改善。	5	未观察扣5分		
	9.停止使用后清洁患者口鼻及面部。	2	一处不符合要求扣1分		
	10.脱手套。	1	脱手套方法不正确或未脱扣1分		
	11.协助患者取适宜体位，安慰患者，感谢患者配合。	3	一处不符合要求扣1分		
	12.整理床单元和用物。	1	未整理扣1分		
	13.洗手，记录。	3	未洗手扣1分；未记录扣1分；记录不符合要求一处扣1分		
操作后评价	1.按消毒技术规范要求分类整理使用后物品。	4	一处不符合要求扣1分		
	2.全过程稳、准、轻、快，符合操作原则。	4	一处不符合要求酌情扣1～2分		

项目	内容	分值	评分要求	得分	教师评价
回答问题	目的：①保持和增加机体通气量；②纠正威胁生命的低氧血症 注意事项：①保持气道通畅，及时清理分泌物；②使用期间注意观察患者胸廓起伏、双肺呼吸音、脉搏、血氧及患者的呼吸是否有改善；③观察胃区是否胀气，避免过多气体挤压到胃部而影响呼吸的改善；④密切观察生命体征、神志、面色等变化。	3	一项内容回答不全或回答错误扣0.5分		
总分		100	扣分合计		

（刘春梅）

模块三
应用急救

- 模块三　应用急救
  - 项目五　常见意外伤害的现场救护
    - 任务一　中暑的救护
    - 任务二　淹溺的救护
    - 任务三　触电的救护
    - 任务四　烫伤的救护
    - 任务五　跌倒的救护
    - 任务六　蛇咬伤的救护
    - 任务七　犬咬伤的救护
  - 项目六　急性中毒的现场救护
    - 任务一　急性有机磷农药中毒的救护
    - 任务二　急性一氧化碳中毒的救护
    - 任务三　急性镇静催眠药中毒的救护
    - 任务四　食物中毒的救护
  - 项目七　常见急危症的现场救护
    - 任务一　超高热危象的救护
    - 任务二　急性胸痛的救护
    - 任务三　急性腹痛的救护
    - 任务四　脑卒中的救护
    - 任务五　高血压危象的救护

项目五　常见意外伤害的现场救护

人类所处的自然环境、生活环境和生产环境中，存在许多危害身心健康的因素，包括物理、化学和生物的损伤因素。环境及理化因素损伤是院前急救和临床急诊中的常见病和多发病。环境及理化因素损伤所涉及的疾病种类多，所致伤病情危急，既往健康的人遭遇此类损伤也会很快出现危及生命的病理生理变化。要求施救者必须对病情做出快速反应、准确判断和有效救治。

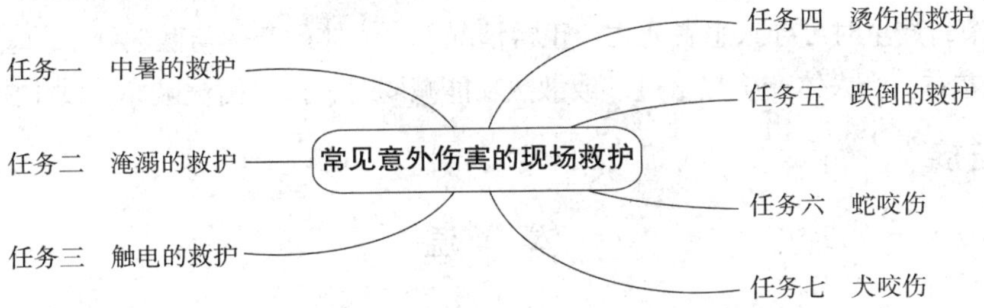

任务一　中暑的救护

学习目标

▶ 素质目标

培养尊重生命、爱老敬老的职业情感。

▶ 知识目标

能说出中暑的原因，理解中暑的发病机制。

▶ 技能目标

能够对中暑患者进行正确的评估，并能采取有效的现场救护措施；同时能够在社区和机构对高危中暑的人群进行宣教。

任务导入

▶ 任务描述

张爷爷，67岁，农民。夏天连续高温天气在玉米地里劳作了几天后突然感觉头痛、头晕、恶心、胸闷、心悸、乏力等，测量体温39℃。家人以为张爷爷感冒，让其口服感冒药后在家休息。然而张爷爷病情不见缓解，反而加重。作为社区养老的照护员，遇到这种情况该如何处理？

▶ 任务目标

1.张爷爷体温下降至38℃。

2.张爷爷的不适症状改善，病情稳定。

3.张爷爷被安全、顺利送到医院接受进一步救护。

任务分析

一、概述

中暑（heat illness）是指人体在高温、高湿环境下，由于体温调节功能障碍，导致患者出现以水、电解质平衡紊乱，心血管功能及中枢神经系统功能障碍为特征的临床急症。本病多发生于夏、秋季节，严重时可导致患者死亡。正常情况下，人体的产热与散热处于动态平衡，体温维持在37℃左右。当人体产生热量过多或散热功能减弱时，该平衡被破坏，发生中暑。

知识链接

体　温

正常人体在体温调节中枢（位于下丘脑）的控制下，产热与散热处于动态平衡，以保证体温在正常范围（37℃左右）。人体适宜的环境温度是20~25℃，相对湿度为40%~60%。人体主要的产热途径是肝糖原的分解和骨骼肌的收缩，主要的散热方式有辐射、传导、对流、蒸发四种。当环境温度高于人体温度时，蒸发几乎是唯一的散热方式。

二、病因及发病机制

1.病因

（1）产热增加　长时间体力劳动或高强度运动使机体产热增加或吸收环境热量过多。

（2）散热减少　环境湿度较高、通风不良等因素不利于患者散热。

（3）热适应能力下降　年老体弱、妊娠、高血压、冠心病或糖尿病等情况可导致人体对高热环境的适应、调节能力下降。

（4）中暑常见诱因　年老、体弱、肥胖、疲劳、糖尿病、心血管疾病等。

2.发病机制

（1）当长时间处于高温环境或热辐射中时，机体大量出汗，造成失水、失盐，使血容量明显减少，导致周围循环衰竭。

（2）如果失盐过多不能及时补充或只注意补水，造成低钠血症，易引起热痉挛。

（3）当长时间大量出汗时容易导致汗腺疲劳，造成体温调节功能障碍，使体内热量过多蓄积，引起中暑高热，体温可高达40℃以上，称热射病。持续高热可使机体代谢加快，耗氧量增加，脂肪代谢紊乱致酮症，蛋白质分解代谢加速致消瘦，脑皮质兴奋、抑制功能失调，消化液分泌减少，消化酶活力降低，胃肠功能紊乱等，甚至脑、心、肺、肝、肾等重要脏器功能受损。

三、临床表现

根据临床症状的轻重程度分为先兆中暑、轻度中暑和重度中暑。

1.先兆中暑　在高温环境下工作一段时间后，出现大汗、口渴、头晕、头痛、注意力不集中、耳鸣、目眩、胸闷、心悸、恶心、四肢无力等症状，体温正常或略升高，一般不超过38℃。如及时脱离高温环境转移到阴凉通风处，补充水、电解质后，短时间即可恢复。

2.轻度中暑　除先兆中暑症状加重以外，还可出现：体温38℃以上，面色潮红、大量出汗、皮肤灼热等表现；或面色苍白、皮肤湿冷、血压下降、脉搏增快等早期周围循环衰竭的表现。如进行及时、有效的处理，常于数小时内恢复。

3.重度中暑　包括热痉挛、热衰竭、热射病3种类型，其中热衰竭最为常见，热射病最为严重。

（1）热痉挛　多见于高温环境下强体力劳动后的青壮年。表现为阵发性、对称性、痉挛性的肌肉疼痛，好发于四肢肌肉、咀嚼肌、腹直肌，最常见于腓肠肌，无明显体温升高。热痉挛也可为热射病的早期表现。

（2）热衰竭　多见于老年人、儿童和慢性疾病患者。在高热环境下体液丢失过多而水分补充不足导致周围循环衰竭，可有多汗、疲乏、无力、眩晕、恶心、呕吐、头痛等表现，有明显脱水征，如心动过速、直立性低血压或晕厥。体温可轻度升高，无明显中枢神经系统损坏表现。

（3）热射病　典型表现为“高热、无汗和意识障碍”三联征，常见于年老体弱或有基础疾病的患者。体温（直肠温度）可高达41℃以上，皮肤干燥无汗，伴有意识模糊、谵妄或昏迷等不同程度的意识障碍。可伴有心、肝、肾、肺等脏器功能的损伤。

任务实施

评估环境，评估病情，及时呼救

↓

脱离高温环境，安置在阴凉通风处或20~25℃的空调房内，解开外衣，女性患者注意保护隐私

↓

口服含盐的温水或电解质溶液，补充水和盐；也可给予十滴水、藿香正气液等防暑药物

↓

体温升高者给予降温，包括冷水擦浴、冰袋冰帽等物理降温方式。如果体温超过38.5℃，可给予药物降温。在1小时内将至肛温38℃左右。注意观察中暑患者的病情变化，防止降温过快导致虚脱

↓

若症状未缓解或为重症中暑，应及时安全送医行进一步救治

任务评价

1.中暑患者使用冷疗法的目的是(　　)

A.减轻局部充血或出血　　B.减轻疼痛

C.控制炎症扩散　　D.降低体温

E.使患者舒适

2.患者，男，55岁，建筑工人，炎热夏天在高温下工作数日，近日出现全身乏力、多汗，继而体温升高，有时可达40℃以上，并出现皮肤高热，无汗、谵妄和抽搐，脉搏加快，血压下降，呼吸浅速等表现，考虑可能是热射病。采取物理降温治疗，暂停降温的肛温是(　　)

A.36℃　　B.36.5℃　　C.37℃　　D.37.5℃　　E.38℃

3.热射病的“三联征”是指(　　)

A.高热、无汗、意识障碍　　B.高热、烦躁、嗜睡

C.高热、灼热、无汗　　D.高热、疲乏、眩晕

E.高热、多汗、心动过速

4.中暑临床上依据症状轻、重分为(　　)

A.热射病　　B.热痉挛　　C.热衰竭

D.先兆中暑、轻度中暑及重度中暑

E.热射病、热痉挛、热衰竭

5.当气温超过35℃时，人体最重要的散热方式是(　　)

A.辐射　　B.传导　　C.蒸发　　D.对流　　E.排泄

（刘春梅）

任务二　淹溺的救护

学习目标

▶ 素质目标

培养尊重生命、爱老敬老的职业情感。

▶ 知识目标

能理解淡水淹溺和海水淹溺不同的发病机制，阐述淹溺的临床表现。

▶ 技能目标

能够对淹溺患者进行正确的评估，采取有效的现场救护措施；能够在社区和机构对老年人进行淹溺的健康宣教。

任务导入

▶ 任务描述

林爷爷，63岁，某日下午3时与朋友一起到海边游泳发生淹溺，被人发现后将其救至岸边，拨打“120”急救电话求救。林爷爷口唇青紫、意识已丧失、全身湿冷、脉搏细弱、上腹微膨隆。

思考：1.请问林爷爷的初步诊断是什么？

2.现场该采取什么措施对林爷爷进行抢救？

▶ 任务目标

1.林爷爷在淹溺后得到紧急救护。

2.林爷爷被安全、顺利送到医院接受进一步救护。

任务分析

一、概述

淹溺又称溺水，是指人淹没于水或其他液体中，呼吸道被水、污泥、杂草等杂质堵塞或反射性喉头痉挛引起缺氧、窒息；吸收到血液循环的水或其他液体引起血液渗透压改变、电解质紊乱和组织损害，严重者如抢救不及时可导致呼吸、心跳骤停而死亡。

二、病因及发病机制

1.病因

（1）不会游泳者意外落水。

（2）游泳时原有疾病发作、突然发生颅脑损伤或意外导致意识障碍。

（3）游泳时间过长体力不支；被异物缠绕或肢体抽搐。

（4）误入湿地、粪池、污水池、化学物质储存池中。

（5）其他，如游泳前过量饮酒或服用过量镇静药物、初学游泳及自杀者等。

2.发病机制 人淹没于水中后，本能地屏气，避免水进入呼吸道。因缺氧不能继续屏气而被迫呼吸，水随着吸气而进入呼吸道和肺泡，或者因受强烈刺激引起喉痉挛，阻滞气体交换，引起严重缺氧、高碳酸血症和代谢性酸中毒。根据发生水域不同，分为淡水淹溺和海水淹溺（表3-1）。

表3-1 淡水淹溺与海水淹溺的发病机制比较

	淡水淹溺	海水淹溺
血容量	增多	减少
血液性状	血液稀释	血液浓缩
血浆电解质变化	低钠血症、低氯血症、低蛋白血症、高钾血症	高钙血症、高镁血症、高钠血症
心室颤动	常见	少见
主要致死原因	急性肺水肿、急性脑水肿、心力衰竭、心室颤动	急性肺水肿、急性脑水肿、心力衰竭

（1）淡水淹溺 一般江、河、湖、池中的水渗透压较血浆或其他体液渗透压低，属于淡水。浸没淡水后，通过呼吸道和胃肠道进入体内的淡水迅速进入血液循环，血容量剧增，可引起肺水肿和心力衰竭，并可稀释血液，引起低钠、低氯和低蛋白血症。低渗液体使红细胞肿胀、破裂，发生溶血，出现高钾血症和血红蛋白尿。过量的血红蛋白堵塞肾小管引起急性肾衰竭。高钾血症可使心搏骤停。淡水吸入最重要的临床意义是肺损伤，低渗性液体经肺组织渗透迅速渗入肺毛细血管，损伤气管、支气管和肺泡壁的上皮细胞，使肺泡表面活性物质灭活，肺顺应性下降，肺泡表面张力增加，肺泡容积急剧减少，肺泡塌陷萎缩，进一步阻滞气体交换，造成全身严重缺氧。

（2）海水淹溺 海水的含钠量约是血浆的3倍以上，还有大量的钙盐和镁盐。因此，吸入海水后其高渗压使血管内的液体或血浆大量进入肺泡内，引起急性肺水肿、血容量降低、血液浓缩、低蛋白血症、高钠血症，发生低氧血症。此外，海水对肺泡上皮细胞和肺毛细血管内皮细胞的化学损伤作用更易促使肺水肿的发生。高钙血症可导致心律失常，甚至心脏停搏。高镁血症可抑制中枢和周围神经，导致横纹肌无力、扩张血管和降低血压。

三、临床表现

淹溺者多表现为神志丧失、呼吸停止和大动脉搏动消失，处于临床死亡状态。若淹溺者心搏未停止，则称为近乎淹溺。其病情轻重取决于溺水持续时间的长短、吸入水量的多少、吸入水的性质及器官损害的范围。

1. 轻症　神志清楚，呼吸、心搏存在，面色苍白，口唇青紫，恐惧。可有头痛、胸痛、咳嗽及视觉障碍。

2. 重症　口鼻充满泡沫、污物或外溢血性泡沫，眼球结膜充血，颜面肿胀，皮肤苍白，四肢厥冷、寒战，脉搏细弱，呼吸表浅或不规则，可有剧烈咳嗽，咳粉红色泡沫样痰，上腹部膨隆。肺部可闻及干、湿啰音。

3. 危重症　淹溺者出现意识丧失，或伴有抽搐、呼吸停止、心脏停搏。

任务实施

评估环境，评估病情，及时呼救

↓

1.将木棍、衣服、绳索等抛向游泳者，将其拉出水面

2.可用游泳圈等浮力设备或船接近淹溺者

3.迅速将淹溺者救出水面：一手托着溺水者的头或颈，将面部托出水面，或抓住腋窝仰泳，将淹溺者救上岸。救护者防止溺水者抱住自己，如被抱住，应放手下沉，与溺水者脱离，然后再救

↓

保持呼吸道通畅：立即清除口、鼻腔内的水、泥及污物，将舌拉出口外，解开衣扣、领口及腰带

↓

初期复苏：遵循“A—B—C—D”的急救流程

1.如果淹溺者意识清楚，呼吸、脉搏正常，您只需要陪伴、安慰，给淹溺者保暖，通知家属。必要的时候送医院观察

2.如果淹溺者昏迷，有呼吸、脉搏，给淹溺者取侧卧位，清理呼吸道，开放气道，等待120的到来

3.如果淹溺者意识丧失，自主呼吸消失、颈动脉搏动消失，意味着发生了心搏骤停，此时你需要立刻清理呼吸道，开放气道，并进行2~5次人工通气，再按照按压与人工通气30:2持续进行，直到淹溺者恢复呼吸和脉搏或者120到来

↓

安全转移：现场抢救后，及时转送至医院进行下一步救治。搬运过程中注意有无头颈部损伤和其他严重创伤，怀疑有颈椎损伤者要给予颈托保护

任务评价

1.患者，男，60岁，不慎落入海里，15分钟前被他人救起，经评估：发现患者烦躁不安、抽搐，剧烈咳嗽，皮肤发绀，颜面肿胀，球结膜充血，口鼻充满泡沫、淤泥、双肺闻及干湿啰音。该患者发生了(　　)

A.淹溺　　B.脑血管意外　　C.脑水肿　　D.气胸

E.休克

2.以下病理变化与海水淹溺者不符合的情况是(　　)

A.血液稀释　　B.高钙血症　　C.高镁血症　　D.血容量减少

E.急性肺水肿

3.海水淹溺者的处理措施，不正确的是(　　)

A.碱化血液

B.畅通呼吸道

C.脑复苏

D.快速补充生理盐水或平衡盐液以稀释血液

E.给予高流量吸氧

4.下面关于淡水淹溺，说法正确的是(　　)

A.水源性质属于高渗　　B.血液会浓缩

C.红细胞损害很少　　D.经常发生心室颤动

E.血容量减少

5.患者，男，63岁。游泳时不幸发生淹溺，救起后，急救人员应给予患者的首要救治措施是(　　)

A.给予强心药　　B.建立静脉通道

C.口对口人工呼吸　　D.胸外心脏按压

E.保持呼吸道通畅

（王春霞）

任务三　触电的救护

学习目标

▶ **素质目标**

培养尊重生命、爱老敬老的职业情感。

▶ **知识目标**

能理解触电的发病机制，阐述触电全身和局部的临床表现。

▶ **技能目标**

能够对触电者进行正确的评估，对触电者采取有效的现场救护措施；能够在社区和机构对老年人进行触电相关知识的健康宣教。

任务导入

▶ **任务描述**

李奶奶，68岁，于昨晚雷雨天气在树下避雨，不慎被雷电击中，突然倒地，意识丧失。

思考：1.如果你是现场第一目击者，应如何紧急施救?

　　　2.在给该患者施救时应注意哪些事项?

▶ **任务目标**

1.李奶奶在触电后得到了紧急的救护。

2.李奶奶被安全、顺利送到医院接受进一步救护。

任务分析

一、概述

电击伤又称触电，是指一定强度的电流或电能量（静电）通过人体，造成机体组织不同程度损伤或器官功能障碍，严重者可发生心搏和呼吸骤停。包括高压触电、低压触电、雷击伤和超高压触电。

二、病因及发病机制

1.病因

（1）意外事故　如地震、火灾、水灾、风暴等造成电线断裂下落，家用电器使用过程中漏电，闪电、雷击时在山坡上或树下避雨或使用铁柄伞等。

（2）违反安全用电规程　缺乏安全用电常识，违反操作规程，如在电线上挂晒衣物、违章处理带电电器、用湿手接触电器等。

（3）用电线路、设备未及时检修　电线老化、破损，电器漏电，各种原因使电器的绝缘性能降低等。

（4）救护知识缺乏　抢救触电者时抢救者直接用手去拉触电者，从而使抢救者触电。

（5）医源性触电　如使用起搏器、心导管监护、内镜检查治疗时，如果仪器漏电，微电流直接流过心脏可导致触电。

2.发病机制　电流对人体的伤害包括电流本身及电流转化为电能后的光和热效应两个方面，电击伤对人体的致命作用有两方面：一是电流作用于心脏，导致心室颤动，继而心脏停搏，这是低压触电的主要死亡原因；二是电流作用于延髓呼吸中枢，引起呼吸中枢抑制、麻痹，导致呼吸停止，常为高压触电死亡的主要原因。电流转换为热和光效应时对人体的影响则表现为高压电流造成人体的电烧伤。高压电可使局部组织温度在2000~4000℃。闪电为一种静电放电，在闪电的一瞬间温度更高，可迅速引起组织损伤和“炭化”。电流对人体的伤害和引起的病理改变极为复杂，但主要的发病机制是组织缺氧。

电击伤对人体造成的损害程度与电流类型、电流频率、电流强度、持续时间、电压大小及流经人体的途径有关。

（1）电流类型　电流分交流电和直流电两种，人体对它们的耐受程度各异。交流电较直流电危险，低频交流电对人体的危害比高频交流电危害要大。当电压过高时，直流电更危险，因其可导致肌肉强直性收缩，导致心搏骤停。

（2）电流强度　电压越高，流经人体的电流量越大，持续时间越长，对人体造成的损害就越严重。电流损伤的热效应应与电流强度成正比。

（3）电压高低　电压越高，产生电流就越大，对人体的损害也越重。人体通过10mA以上的电流就会有危险。直流电压在380V以下极少引起伤亡事故；而交流电压在65V以上即会造成触电危险。一般情况下，12V、24V、36V是安全电压的三个级别。

（4）电阻大小　电阻越小，通过的电流越大，对人体的损害就越严重。身体不同部位由于水和电解质含量不同，电阻大小也不相同。电阻由大到小的组织为骨骼、脂肪、肌腱、皮肤、内脏、肌肉、血管、神经。

（5）电流通过人体的途径　电流通过人体的途径不同，对组织器官的损害危险程度也不同。电流通过中枢神经系统，会引起中枢神经系统功能严重失调甚至死亡。电流通过脊髓，会损害脊髓功能甚至引起截瘫。电流通过心脏，会引起心律失常甚至心搏骤停。因此，触电时若电流经过心脏、脑干或脊髓者，均可导致严重后果。如电流从一脚进入，由另一脚流出，则危害性较小。

三、临床表现

1.全身症状

（1）轻型　表现为精神紧张、面色苍白、表情呆滞、呼吸心搏增快，甚至可发生短暂意识丧失或晕厥。一般很快可恢复，恢复后可有肌肉疼痛、疲乏、头痛及神经兴奋状况。体格检查：无阳性体征。

（2）重型　神志清楚的患者可有恐惧、惊慌、心悸和呼吸频率增快；昏迷患者可出现肌肉抽搐、血压下降，呼吸心搏骤停直至死亡。体格检查：呼吸改变、心脏听诊异常。

2.局部症状　主要表现为电流通过的部位出现电灼伤。

（1）低电压电击伤　伤口面积小，呈现灰白色或焦黄色，呈圆形或椭圆形，与健康皮肤分界清楚，边缘规则整齐，一般不损伤内脏，致残率低。

（2）高电压电击伤　伤口面积较大，可深达肌肉、骨骼，甚至使组织呈炭化状态，并有组织坏死。高压电流损伤时，因局部肌肉组织损伤、水肿、坏死，使肌肉筋膜下组织力增加，常发生骨筋膜室综合征，表现为脉搏减弱、痛觉消失等。后果严重，烧伤致残率可达35%~60%。

（3）并发症　可有短期精神异常、心律失常、肢体瘫痪、继发性出血或血供障碍、局部坏死继发感染、急性肾衰竭、脑外伤、脊髓损伤、内脏损伤、肢体骨折、永久性失明或耳聋。

任务实施

评估环境，迅速脱离电源。采用关闭电源、挑开电线、切断电线、拉开触电者等方法使触电者脱离电源

↓

评估病情：判断有无呼吸停止、心脏停搏

↓

现场急救

（1）若确定患者为呼吸、心脏停搏的重型触电者，应立即进行现场心肺复苏

（2）保护创面，防止再损伤、再污染。包扎伤口，一般不涂抹任何油膏或药，用无菌敷料保护好创面待进一步处理

（3）对神志清楚，仅感心悸、乏力和四肢麻木的轻型触电者，应就地休息，观察1~2小时，给予消除恐惧等心理护理现场急救：

↓

若症状未缓解或为重症触电者，及时安全送医行进一步救治。

任务评价

1.被电击的人能否获救，关键在于(　　)

A.能否尽快脱离电源和施行救护措施

B.人体电阻的大小

C.触电的方式

D.触电的时长

E.通过人体的途径

2.触电者已失去知觉，还有呼吸，但心脏停止跳动，应使用的急救方法是(　　)

A.仰卧牵臂法　　B.口对口呼吸法　　C.俯卧压背法

D.胸外心脏按压法　　E.拍背压胸法

3.电击是指电流对人体(　　)的伤害

A.内部组织　　B.表皮　　C.局部

D.神经系统　　E.骨骼

4.做好(　　)就是落实"安全第一"的最主要工作

A.临时工作　　B.预防工作　　C.应急工作

D.突击工作　　E.急救工作

5.下列关于电击伤的说法，错误的是(　　)

A.交流电电击伤危害性较直流电电击伤大

B.通电时间越长，机体造成的损害也越重

C.50 ~ 60Hz低压交流电最易产生致命性的心室颤动

D.雷击伤可造成鼓膜穿孔，视网膜剥离

E.高压电电流易使接触肢体"固定"于电路

（王春霞）

任务四　烫伤的救护

学习目标

▶ **素质目标**

培养爱伤观念、关爱老人的职业情感。

▶ **知识目标**

能说出老年人烫伤的常见原因，理解烫伤的分期及不同时期的临床特征。

▶ **技能目标**

能够对烫伤老人进行正确的评估，对老年人烫伤采取有效的现场救护措施；能够在社区和机构对老年人进行有关烫伤的健康教育。

任务导入

▶ **任务描述**

张爷爷，67岁。今日在倒开水时不慎烫伤左前臂。作为张爷爷的照护员，遇到这种情况该如何处理?

▶ **任务目标**

1. 张爷爷的烫伤得到了及时正确的处理。

2. 张爷爷被安全、顺利送到医院接受进一步救护。

任务分析

一、概述

烫伤是由高温液体（如沸水、热油、钢水）、高温固体（如烧热的金属）或高温蒸气等所致的损伤，属于常见病。临床上一般分为三类，即轻度烧伤、中度烧伤和重度烧伤等。烫伤的主要临床表现为皮肤红肿、水疱以及疼痛，及时治疗一般预后良好。若治疗不及时，容易造成瘢痕增生、感染，严重者可导致休克。

二、病因

烫伤的病因种类繁多，主要与热油、热汤以及热蒸汽有关，好发人群是婴幼儿、老年人、青少年、糖尿病患者以及皮肤感觉功能障碍的患者。同时热熨斗、热灯泡、热的厨房用具、摩托车排气筒，以及冬天用的暖手宝、热水袋等热物体也会诱发烫伤。

1.主要病因

（1）热油　油温相对较高，如果被滚烫的油烫伤皮肤后，很容易导致皮肤坏死甚至感染。

（2）热汤　温度较高，容易引起人体皮肤不耐受，从而引发一系列烫伤症状。

（3）热蒸汽　皮肤不小心碰到水蒸气后，水蒸气会继续液化，放出大量的热。皮肤首先会被水蒸气本身的温度烫伤，随后还会因为水蒸气液化放出的大量热，再次造成更严重的烫伤。

2.诱发因素

（1）热电熨斗、热灯泡　都属于温度比较高的电子设备，因此容易诱发烫伤。

（2）热的厨房用具　炒菜做饭用的锅容易遇火油点燃，从而躲避不及时诱发烫伤。

（3）火锅用的酒精　酒精膏易点燃，躲避不及时诱发烫伤。

（4）冬天用的暖手宝、热水袋　都属于温度比较高的物体，睡着后不易察觉，诱发烫伤。

三、病理生理过程

病程大致分为四期，各期之间相互交错。

1.体液渗出期　烧伤后立即发生的变化是体液渗出，一般以伤后6～12小时内最快，持续24～48小时，以后渐趋稳定并开始回吸收。小面积浅度烧伤，通过人体代偿，一般对有效循环血量无明显影响；大面积烧伤由于大量体液外渗至组织间隙及创面，容易发生低血容量性休克，临床上又称为休克期。

2.急性感染期　烧伤48小时以后，渗出液回吸收，创面的毒素和细菌回吸收，加上全身免疫功能低下，对病原菌的易感性增高，感染就成为突出问题，严重时可引起感染性休克，感染的威胁将持续到创面愈合。

3.创面修复期　组织烧伤不久后，在炎症反应的同时，组织修复即已开始。浅度烧伤多能自行修复，无瘢痕形成；深Ⅱ度烧伤靠残存的上皮岛融合修复，如无感染，3～4周逐渐修复，留有瘢痕；Ⅲ度烧伤常通过皮肤移植修复。

4.康复期　深度创面愈合可形成瘢痕，严重者影响外观和功能，需要康复锻炼、整形以期恢复；某些器官功能损害及心理异常也需要一个恢复过程，深Ⅱ度和Ⅲ度创面愈合后，常有瘙痒或疼痛，反复出现水疱，甚至破溃，并发感染，形成“残余创面”，往往需要较长时间才能终止这种现象；严重大面积深度烧伤愈合后，由于大部分汗腺被毁，机体散热能力下降，在夏季，伤者多感全身不适，常需2～3年的调整、适应过程。

四、烧伤评估

1.烧伤面积的评估　根据我国人体体表面积的特点，估算烧伤面积有2种方法。①手掌法：用于小面积烧伤估算，患者自己五指并拢的1个手掌面积为1%。②中国新九分法：用于大面积烧伤估算，小儿头部比例大，下肢所占比例小，计算值需要修正（表3-2）。

表3-2　中国新九分法

部位		占成人体表面积（%）		占儿童体表面积（%）
头颈	头部	3	9×1（9）	9+（12−年龄）
	面部	3		
	颈部	3		
双上肢	双手	5	9×2（18）	9×2=18
	双前臂	6		
	双上臂	7		
躯干	躯干前	13	9×3（27）	9×3=27
	躯干后	13		
	会阴	1		
双下肢	双臀	5*	9×5+1（46）	46−（12−年龄）
	双大腿	21		
	双小腿	13		
	双足	7*		

*成年女性双臀、双足各占6%。

2.烧伤深度的评估　采用三度四分法，即Ⅰ度、浅Ⅱ度、深Ⅱ度和Ⅲ度烧伤（表3-3）。

表3-3　各度烧伤的局部临床特点

烧伤深度		组织损伤	局部表现	预后
Ⅰ度（红斑性）		表皮浅层	皮肤红斑，干燥、灼痛，无水疱	3~7日脱屑痊愈
Ⅱ度（水疱性）	浅Ⅱ度	表皮全层、真皮浅层	红肿明显，疼痛剧烈；有大小不一的水疱，疱壁薄，创面基底潮红	1~2周内愈合，多有色素沉着，无瘢痕
	深Ⅱ度	真皮深层	水肿明显，痛觉迟钝，拔毛痛；水疱较小，疱壁较厚，创面基底发白或红白相间	3~4周愈合，常有瘢痕形成和色素沉着
Ⅲ度（焦痂性）		皮肤全层，皮下、肌肉及骨骼	痛觉消失，创面蜡白或焦黄色甚至碳化，形成焦痂；硬如皮革，干燥无渗液。可见树枝状栓塞的血管	3~4周后焦痂脱落，创面修复有赖于植皮；愈合后留有瘢痕或畸形

五、吸入性损伤

火灾现场还可造成吸入性损伤，因其致伤因素不仅是热力本身，还包括燃烧时烟雾中含有的大量化学物质，如一氧化碳、氰化物等，可被吸入深达肺泡，有局部腐蚀和全身中毒的作用，所以在相对封闭的火灾现场，死于吸入性损伤导致的窒息者多于烧伤。合并严重吸入性损伤仍为烧伤救治中的突出难题。

吸入性损伤的诊断：①燃烧环境相对密闭；②呼吸道刺激症状，咳出炭末样痰；③呼吸困难，肺部可有哮鸣音；④面、颈、口鼻周围常有深度烧焦，鼻毛烧焦，声音嘶哑。

任务实施

评估环境，迅速消除致伤原因，指导和协助伤者尽快脱离热源

1. 对火焰伤应尽快熄灭火焰，迅速离开密闭和通风不良的现场，脱去着火衣物，也可就地卧倒滚压，或用水浇淋，切忌用手扑打火焰，不可来回奔跑、大声呼叫，防止吸入性损伤

2. 热液等烧伤，应立即脱去或剪开浸湿的衣服；面积较小的四肢烧伤，可将烧伤创面在自来水下淋洗或浸入水中

3. 对酸、碱等化学物质烧伤，立即脱去或剪开沾有酸、碱的衣服，以大量清水冲洗为首选措施，时间不少于20分钟

↓

评估病情，抢救生命：去除致伤原因后，配合医生首先处理窒息、心搏骤停、大出血、开放性气胸等危急情况。对头颈部烧伤或疑有吸入性损伤时，应备齐氧气及气管切开包等抢救用品，保持呼吸道通畅，必要时行气管切开术

↓

保护创面，预防感染：用无菌敷料或清洁布类包扎创面，避免进一步污染和损伤。避免用有色药物涂抹，以免影响对烧伤深度的判断

↓

及时补液，预防休克

1.遵医嘱给予镇静止痛药，减轻或缓解疼痛。合并呼吸道烧伤或颅脑损伤者忌用吗啡。伤后应尽快补充液体，口渴者可口服烧伤饮料，但不能饮用白开水，以防水中毒

2.中度以上烧伤需远途转送者，须建立静脉输液通道，必要时遵医嘱尽快输入平衡盐溶液及右旋糖酐，转送途中需保持输液通畅

↓

快速转运:有休克者，最好就地抗休克，待休克基本控制，病情平稳后再转运，转送途中必须保持呼吸道通畅；转运前和转送中避免使用冬眠药物和抑制呼吸的药物

任务评价

1.用九分法计算成人烧伤面积，错误的是(　　)

A.双臀部5%　　B.颈部3%　　C.双上肢18%

D.双足7%　　E.双小腿17%

2.下列关于深Ⅱ度烧伤的描述，不正确的是(　　)

A.伤及真皮层　　B.基底苍白与潮红相间　　C.创面无水疱

D.痛感迟钝　　E.留有瘢痕

3.重度吸入性损伤的特点是(　　)

A.气道梗阻、喘鸣　　B.听诊干啰音　　C.严重低氧血症

D.刺激性干咳　　E.以上都是

4.烧伤患者最早期主要的死亡原因是(　　)

A.低血容量性休克　　B.神经性休克　　C.脓毒症

D.消化道出血　　E.感染

5.大面积烧伤患者24小时主要护理措施是(　　)

A.镇静止痛　　B.预防感染　　C.保持呼吸道通畅

D.保证液体输入　　E.保证舒适

（王春霞）

任务五　跌倒的救护

学习目标

▶ **素质目标**

培养爱伤观念、关爱老人的职业情感。

▶ **知识目标**

能说出跌倒的危险因素，理解跌倒的危害。

▶ **技能目标**

能够对跌倒者进行正确的评估，并能采取有效的现场救护措施；同时能够为社区及机构的高危人群进行宣教。

任务导入

▶ **任务描述**

张爷爷，72岁，生活能自理，半年前为陪伴中风的老伴住进养老院。某日上午，张爷爷在室外晾晒衣服时因不慎踩到路上的小石子摔倒，作为张爷爷的照护员，遇到这种情况该如何处理？

▶ **任务目标**

1.张爷爷右脚受伤处疼痛缓解。

2.张爷爷没有伤口感染、伤口迁延不愈等不良后果发生。

3.张爷爷能从这次跌倒中汲取教训，在活动中能注意预防再次跌倒。

任务分析

一、概述

跌倒是老年人常见的意外之一。在我国，跌倒是65岁以上老年人伤害死亡的首位原因。老年人的跌倒与青年人不同，在跌倒时由单一因素引起者所占比例很小，绝大多数跌倒是由多个因素共同作用的结果。老年人跌倒后易发生脑血管意外、骨折等而直接死亡或长期卧床，并发肺部感染、压疮等严重后果。因此，预防老年人跌倒是养老机构环境设施设置、管理及照护工作的重中之重。

二、跌倒的危险因素

1.生理因素

（1）步态和平衡功能受损　步态的稳定性下降和平衡功能受损是引发老年人跌倒的主要原因。老年人为弥补其活动能力的下降，可能会采取更加谨慎的缓慢踱步行走，造成步幅变短、行走不连续、脚不能抬到一个合适的高度，引发跌倒的危险性增加。另外，老年人中枢控制能力下降，对比感觉降低，躯干摇摆较大，反应能力下降、反应时间延长，平衡能力、协同运动能力下降，从而导致跌倒危险性增加。

（2）感觉系统功能下降　老年人常表现为视力、视觉分辨率、视觉的空间或深度感及视敏度下降，同时传导性听力损失、老年性耳聋等会影响听力，难以听到有关跌倒危险的警告声音或反应时间延长，都增加了跌倒的危险性；老年人触觉和平衡能力降低，也增加了跌倒的危险性。

（3）中枢神经系统退行性变　影响老年人的智力、肌力、肌张力、感觉、反应能力、反应时间、平衡能力、步态及协同运动能力，使跌倒的危险性增加。

（4）骨骼肌系统改变　老年人骨骼、关节、韧带及肌肉的结构、功能损害和退化是引发跌倒的常见原因。骨骼肌肉系统功能退化会影响老年人的活动能力、步态的敏捷性、力量和耐受性，使老年人举步时抬脚不高、行走缓慢、不稳，导致跌倒的危险性增加。老年人骨质疏松会使与跌倒相关的骨折危险性增加。

2.病理因素　部分老年性疾病亦可导致老年人跌倒的危险性增加。如泌尿系统疾病或其他原因伴随尿频、尿急、尿失禁等症状而匆忙去洗手间，排尿性晕厥等也会增加跌倒的危险性。

3.药物因素　药物可以影响老年人的神智、精神、视觉、步态、平衡等方面而引起跌倒。精神类药物（安定类、抗焦虑药等）、心血管类（抗高血压药等）及其他（降糖药、镇痛药、抗帕金森病药等）。

4.心理因素　如沮丧可能会削弱老年人的注意力，导致老年人对环境危险因素的感知和反应能力下降。另外，害怕跌倒也使行为能力降低，行动受到限制，从而影响步态和平衡能力而增加跌倒的危险。

5.环境因素　昏暗的灯光，湿滑、不平坦的路面，在步行途中的障碍物，不合适的家具高度和摆放位置，楼梯台阶、走廊及卫生间没有扶手、只有蹲式便池等都可能增加跌倒的危险，不合适的鞋子、过大过长的裤子和不适宜的行走辅助工具也与跌倒有关。室外的危险因素包括台阶和人行道缺乏修缮，雨雪天气、拥挤等都可能引起老年人跌倒。

6.社会因素　老年人的教育和收入水平、卫生保健水平、享受社会服务和卫生服务的途径、室外环境的安全设计，以及老年人是否独居、与社会的交往和联系程度都会影响其跌倒的发生率。

医院常采用跌倒（坠床）危险因素评估表对住院患者进行高危患者评估和筛选（表3-4），总分N4分为跌倒（坠床）高危患者，须引起高度警惕。养老机构同样适用此表，总分N4分的老年人，照护人员应将其列为重点照护对象。

表3-4　跌倒(坠床)危险因素评估表

序号	老年人跌倒(坠床)危险因素	得分
1	年龄(≥70岁或<9岁)	1分
2	最近1年曾有不明原因跌倒(坠床)经历	2分
3	阿尔茨海默病	2分
4	意识障碍	1分
5	烦躁不安	4分
6	肢体残缺或偏瘫	1分
7	移动时需帮助	1分
8	视力障碍	2分
9	听力障碍	1分
10	体能虚弱	2分
11	头晕、眩晕、体位性低血压	2分
12	不听劝告或不寻求帮助	1分
13	服用影响意识或活动的药物如镇静安眠剂、降压药、利尿剂、降血糖药、镇挛抗癫剂、麻醉止痛剂	1～2分
合计		

三、老年人跌倒的危害

老年人跌倒死亡率随年龄的增加急剧上升。跌倒除了导致老年人因脑血管意外等原因而直接死亡外，还因骨折或其他损伤而导致残疾与长期卧床，并发肺部感染、压疮等严重后果，跌倒后数月死亡的老年人约占跌倒老年人的20%。老年人跌倒严重影响他们的身心健康，如跌倒后的恐惧心理可以降低老年人的活动能力，使其活动范围受限，生活质量下降。

四、老年人跌倒的评估

老年人跌倒后，轻者可造成软组织损伤，如擦伤、挫伤等，可引起出血、疼痛、感染等问题；重者可导致骨折、内脏损伤，甚至颅内出血等严重后果。因此，老年人跌倒后要快速评估伤情，识别受伤部位、类型、严重程度，及时做出正确的急救处理，以免造成严重后果甚至发生二次损伤，增加残疾和死亡的风险。具体评估措施详见外伤救护技术的内容。

任务实施

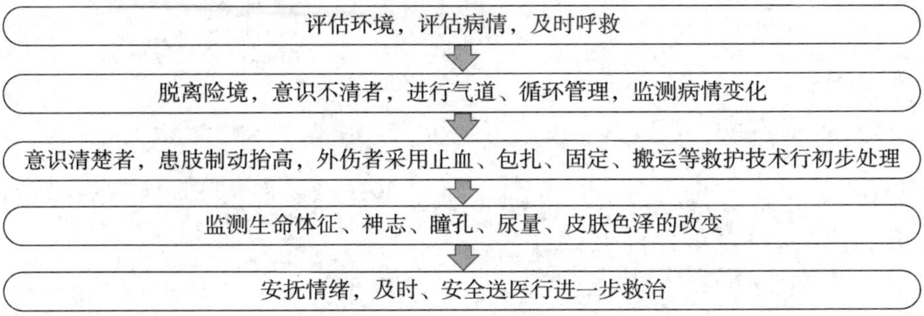

任务评价

1.为了预防患者跌倒，尽量将床的高度设置为（　　）

A.随患者意愿　　B.最高位　　C.最低位

D.方便医护人员操作　　E.方便患者家属护理

2.跌倒被认为是老年人最常见的（　　）

A.并发症　　B.意外事件　　C.临床症状

D.致病因素　　E.致病诱发因素

3.下列患者有跌倒和坠床危险的是（　　）

A.步态不稳者　　B.头晕、眩晕、血压不稳者

C.意识/精神障碍者　　D.使用毒性、麻醉、精神类药物者

E.以上都是

4.患者，男，65岁，有高血压病史22年，突然出现头晕、头痛、躁动不安，测血压170/100mmHg，已通知医生，并给予了相应处理，此时从患者安全角度考虑，护理时应注意（　　）

A.活动受限　　B.瘫痪　　C.呕吐

D.防坠床　　E.脑血管意外

5.老年人跌倒后髋部疼痛，不能站立行走，应考虑（　　）

A.股骨颈骨折　　B.腓骨骨折　　C.颈骨骨折

D.髌骨骨折　　E.肱骨骨折

（黄小娥）

任务六　蛇咬伤的救护

学习目标

▶ **素质目标**

培养具有尊重生命、安全意识的职业情感。

▶ **知识目标**

能说出蛇毒的分类，理解蛇毒的致病机理。

▶ **技能目标**

能够对蛇咬伤患者进行正确的评估，并能采取有效的现场救护措施；同时能够为高危地区人群进行宣教。

任务导入

▶ **任务描述**

刘爷爷，62岁，外出踏青时，左小腿不慎被蛇咬伤，伤口处可见两个较深的牙痕，后伴肿痛。作为刘爷爷的照护员，遇到这种情况该如何处理？

▶ **任务目标**

1.刘爷爷情绪稳定。

2.刘爷爷的伤处得到初步正确处理。

3.刘爷爷被安全、顺利送到医院接受进一步救护。

任务分析

一、毒蛇分类

毒蛇咬伤是我国南方农村和山区的常见生物性损伤。毒蛇咬伤人体时，毒腺排出毒液，经过毒牙注入皮下或肌肉组织内，引起局部和全身中毒症状。

蛇毒中含有毒性蛋白质、多肽和酶类，依其对人体的作用可分为4类。

1.神经毒素　如金环蛇、银环蛇分泌的毒素，主要作用于延髓和脊神经节细胞，对神经的传导功能有选择性抑制作用，可引起呼吸肌麻痹或其他神经肌肉瘫痪。

2.血液毒素　如竹叶青、五步蛇分泌的毒素，有破坏组织、溶血、抗凝的作用，对局部组织、血管壁、红细胞膜及心肌、肾组织有严重破坏作用，导致全身广泛出血、溶血，甚至心力衰竭和肾衰竭。局部症状出现早且严重。

3.细胞毒素 作用于细胞间质、血管和组织，易经淋巴管和毛细血管进入血液循环而出现全身中毒症状。如眼镜王蛇等。

4.混合毒素 兼有神经毒素、血液毒素和细胞毒素的作用，局部症状明显，全身症状发展也较快，但常以一种毒素为主，如蝮蛇以血液毒素为主，眼镜蛇以神经毒素为主。

二、伤后的救护过程

1.毒蛇咬伤史 询问咬伤时间、部位、蛇的形态特点及咬伤后的处理经过，查看咬伤处牙痕特点，判断是否为毒蛇咬伤及毒蛇的种类。

2.身体状况 取决于毒蛇的种类、蛇毒的吸收量。

（1）神经毒素类毒蛇咬伤 1～6小时可出现头晕、视物模糊、眼睑下垂、言语不清、全身软弱、疲乏、四肢麻木、吞咽困难、胸闷、呼吸困难，甚至可导致呼吸停止、循环衰竭。伤口周围麻木，肿胀较轻，疼痛不明显。

（2）血液毒素类毒蛇咬伤 有全身出血表现，如全身广泛的皮下瘀斑、眼结膜下出血、咯血、呕血、便血、尿血等，并可引起畏寒、发热、心律失常、谵妄。严重者可因休克、心力衰竭、肝昏迷、急性肾衰竭而死亡。伤口剧烈疼痛、肿胀，并迅速向近心端扩散，皮下出现大片瘀斑。伤口内有血性液体不断渗出。

（3）细胞毒素类毒蛇咬伤 蛇毒中的透明质酸酶使伤口局部出现肿胀、疼痛等症状，引起局部皮肤软组织坏死，严重者出现大片坏死，可深达肌肉、筋膜和骨膜，可致患肢残废，还可以直接引起心肌损害，甚至出现全身炎症反应综合征、多器官功能障碍综合征。

（4）混合毒素类毒蛇咬伤 同时含有神经毒素、血液毒素和（或）细胞毒素的临床表现，如眼镜王蛇咬伤以神经毒素表现为主，合并细胞毒素表现；五步蛇咬伤以血液毒素和细胞毒素表现为主。

3.心理－社会支持状况 评估伤者情绪是否稳定及其对治疗的配合程度。了解伤者家庭经济状况、家属及社会支持情况。

4.救治措施 毒蛇咬伤后，伤肢应立即制动并放于低位，在肢体咬伤部位的近心端5～10cm处用绳带、布带、手帕等绑扎以阻断静脉回流。可自上而下向创口处挤压排毒，在运送途中每隔0.5～1小时松绑一次，每次2～3分钟，防止绑扎远端组织缺血、缺氧。

任务实施

评估环境，评估病情，及时呼救

↓

脱离险境，患肢制动放低，伤肢绑扎，阻断浅静脉、淋巴回流

↓

冲洗伤口、破坏蛇毒、排毒等处理

↓

监测生命体征、神志、尿量的改变，密切关注有无中毒性休克、器官功能衰竭、内脏出血等

↓

安抚情绪，及时、安全送医行进一步救治

任务评价

1.若被毒蛇咬伤皮肤，包扎伤口时应如何包扎(　　)

A.近心端　　B.远心端　　C.伤口正中

D.用力阻断伤肢动脉　　E.无需包扎

2.银环蛇咬伤致死的主要原因是(　　)

A.循环衰竭　　B.DIC　　C.呼吸衰竭

D.肾衰竭　　E.肝衰竭

3.在野外处理毒蛇咬伤时，最有效的局部早期处理方法是(　　)

A.快速奔跑逃离现场　　B.拔除毒牙　　C.伤口近心端肢体结扎

D.局部伤口烧灼　　E.局部封闭

4.下列关于毒蛇咬伤后的局部处理方法中，错误的是(　　)

A.早期结扎　　B.扩创排毒　　C.艾灸法

D.局部冰敷　　E.局部封闭

5.主要含有神经毒素的毒蛇是(　　)

A.竹叶青　　B.蝮蛇　　C.五步蛇

D.银环蛇　　E.赤链蛇

（黄小娥）

任务七　犬咬伤的救护

学习目标

▶ **素质目标**

培养尊重生命、爱老敬老的职业情感。

▶ **知识目标**

能说出犬咬伤的危害，理解狂犬病毒感染的致病机理和临床表现。

▶ **技能目标**

能够对犬咬伤患者进行正确的评估，并能采取有效的现场救护措施；同时能够为社区居民进行宣教。

任务导入

▶ **任务描述**

吴奶奶，66岁，外出买菜，在过马路时不慎被犬咬伤，伤口疼痛，作为吴奶奶的照护员，遇到这种情况该如何处理？

▶ **任务目标**

1.吴奶奶情绪稳定。

2.吴奶奶的伤处得到初步正确处理。

3.吴奶奶被安全、顺利送到医院接受进一步救护。

任务分析

一、概述

犬类动物的利齿可对人体的皮肤、肌肉等组织造成严重的机械性损伤；犬类动物口腔内菌种较多，易引起伤口周围感染；特异性感染的病犬唾液中的病毒通过伤口进入人体而发病，可引发狂犬病，狂犬病主要由犬传播，发病后死亡率为100%。

二、伤后的救护过程

1.健康史　询问患者被犬咬伤的详细情形，判断该犬是否为病犬。

2.身体状况　潜伏期长短不一，多数在3个月以内，潜伏期长短与年龄、伤口部位、伤口深浅、入侵病毒数量及毒力有关。初期主要表现为犬牙、犬爪对人体造成的机械性损伤，可表现为局部瘀点、损伤，周围红肿疼痛。如处理不当，后期还可能会出现伤口感染或狂犬病表现。发病初期患者伤口周围麻木、疼痛及蚁走感，逐渐扩散到整个肢体；继之出现发热、烦躁、易兴奋、乏力、吞咽困难、恐水以及咽喉痉挛，恐水是狂犬病的特殊症状；最后出现瘫痪、昏迷、循环衰竭而死亡。

3.心理－社会支持状况 评估患者情绪是否稳定，评估其对治疗的配合程度。了解家属支持情况及家庭经济状况。

4.救治措施

（1）现场救治 立即用大量肥皂水或清水冲洗伤口（至少15分钟），止血，用2%碘酊或75%乙醇涂擦伤口消毒、敷料遮盖保护伤口。尽快送往医院，途中监护病情。

（2）院内救治

1）伤口处理 伤口局部应彻底、有效冲洗。切除坏死组织，用大量过氧化氢冲洗伤口，然后用2%碘酊或75%乙醇涂擦伤口消毒处理。伤口深而大者应放置引流条，以利于污染物及分泌物的排出。未伤及大血管者，一般不作伤口包扎，不用油剂或粉剂置入伤口。对延误处理而伤口已结痂者，应将结痂去除后按上述原则处理。犬咬伤后狂犬病暴露分级与免疫预防处置程序见表3-5。

表3-5 犬咬伤后狂犬病暴露分级与免疫预防处置程序

暴露分级	接触方式	暴露后免疫预防处置
Ⅰ	完好的皮肤接触动物及其分泌物或排泄物	清洗暴露部位，无需进行其他医学处理
Ⅱ	符合以下情况之一者：①无明显出血的咬伤、抓伤；②无明显出血的伤口或已经闭合但未完全愈合的伤口接触动物及其分泌物或排泄物	处理伤口；接种狂犬病疫苗；必要时使用狂犬病被动免疫制剂
Ⅲ	符合以下情况之一者：①穿透性的皮肤咬伤或抓伤，临床表现为明显出血；②尚未闭合的伤口或黏膜接触动物及其分泌物或排泄物；③暴露于蝙蝠	处理伤口；使用狂犬病被动免疫制剂；接种狂犬病疫苗

2）预防狂犬病 接种狂犬病疫苗，一般于咬伤后的第0（当天）、3、7、14、28天各注射狂犬病疫苗1个剂量（儿童用量相同）。注射部位为上臂三角肌。如果曾经在半年内接受过全程主动免疫，则咬伤后不需要被动免疫治疗；完成全程免疫超过半年未到1年再次暴露，仅在伤后当天和第3天强化主动免疫各一次；完成全程免疫1～3年再次暴露，须按0、3、7天加强接种三剂；完成全程免疫超过3年再次暴露，需重新全程免疫接种。可联合使用干扰素，以增强保护效果。

3）预防感染 伤口较深、污染严重者应酌情注射破伤风抗毒素，并应用抗生素预防伤口感染。

任务实施

评估环境，评估病情，及时呼救

↓

患肢制动放低，大量肥皂水或清水冲洗伤口

↓

止血、敷料保护伤口

↓

安抚情绪，及时、安全送医行进一步救治，及时注射狂犬病疫苗和破伤风抗毒素

任务评价

1.狂犬病的临床表现是(　　)

A.怕水　B.流涎　C.咽肌痉挛

D.怕光、怕声　E.以上全是

2.狂犬病发病的主要相关因素是(　　)

A.咬伤部位　B.伤口的深浅　C.伤口清洗

D.抵抗力　E.以上均是

3.狂犬病不可能通过下列哪种方式传染(　　)

A.被狗惊吓　B.伤口接触患病动物的分泌物

C.病犬抓伤　D.被狗舔舐

E.病犬咬伤

4.狂犬病的病死率是(　　)

A.20%　B.30%　C.50%

D.90%　E.100%

5.狂犬病毒入侵的是人体的(　　)

A.运动系统　B.循环系统　C.神经系统

D.呼吸系统　E.泌尿系统

（黄小娥）

项目六　急性中毒的现场救护

某些物质接触或进入人体后，在一定条件下会损害组织、器官的正常生理功能使之发生严重障碍，出现一系列症状和体征，称为中毒。引起中毒的外来物质称为毒物。根据来源和用途的不同，将毒物分为工业性毒物、药物、农药和有毒动植物。

中毒按其发生发展过程，可分为急性中毒、亚急性和慢性中毒。急性中毒是指毒物短时间内经皮肤、黏膜、呼吸道、消化道等途径进入人体，使机体受损并发生器官功能障碍。急性中毒起病急骤，症状严重，病情变化迅速，不及时治疗常危及生命，必须尽快做出判断与急救处理。多次或长期接触少量毒物，经一定潜伏期而发生的中毒称慢性中毒；介于两者之间的为亚急性中毒。本项目主要介绍常见的急性中毒类型。

急性中毒的现场救护
- 任务一　急性有机磷农药中毒的救护
- 任务二　急性一氧化碳中毒的救护
- 任务三　急性镇静催眠药中毒的救护
- 任务四　急性食物中毒的救护

任务一　急性有机磷农药中毒的救护

学习目标

▶ 素质目标

培养“敬畏生命”的职业素养，树立“时间就是生命”的急救意识。

▶ 知识目标

知晓有机磷农药的特点、中毒途径及中毒机制；能说出急性有机磷中毒患者的现场救护措施。

▶ 技能目标

能对急性有机磷农药中毒患者进行评估，并进行有效的现场救护。

任务导入

▶ 任务描述

陶大爷，65岁，既往身体健康。3小时前因与儿子视频通话发生口角，喝下一瓶标识不清的农药，衣服及手上还有大量农药存留。照护员体检发现：老年人昏迷，角膜反射消失，双瞳孔针尖大小，呼吸24次/分，脉搏110次/分，血压90/60mmHg，呼气有大蒜味，多汗，流涎，双肺可闻及湿啰音，肌肉间断颤动。陶大爷发生了什么情况？该如何进行现场救护？

▶ 任务目标

1.评估并识别陶大爷中毒类型。

2.陶大爷的中毒得到初步正确的处理。

3.陶大爷被安全、顺利送到医院接受进一步救护。

任务分析

一、概述

有机磷农药是一类广谱杀虫药，属有机磷酸酯或硫代磷酸类化合物，对人畜均有毒性。多呈油状或结晶状，有大蒜味，其挥发性因品种不同而差异较大。一般难溶于水，不易溶于多种有机溶剂，在酸性环境中稳定，在碱性条件下易分解失效。有机磷农药因生产或使用过程不当或生活性因素可导致急性中毒。有机磷农药可经胃肠道、呼吸道、皮肤、黏膜吸收。吸收后迅速分布全身，在体内与胆碱酯酶结合生成磷酰化胆碱酯酶，抑制了酶的活性，致使乙酰胆碱不能被酶分解，在组织中过量蓄积从而使中枢神经系统和胆碱能神经功能紊乱，先是过度兴奋，继而转为抑制，出现一系列中毒表现。

知识链接

有机磷农药的种类

类别	分类依据	农药种类
低毒类	LD_{50}为1000~5000mg/kg	马拉硫磷、辛硫磷、碘硫磷等
中毒类	LD_{50}为100~1000mg/kg	乐果、乙硫磷、敌百虫、倍硫磷等
高毒类	LD_{50}为10~100mg/kg	甲基对硫磷、甲胺磷、氧化乐果、敌敌畏、久效磷、亚砜磷等
剧毒类	LD_{50}<10mg/kg	甲拌磷（3911）、内吸磷（1059）、对硫磷（1605）、丙氟磷（DFP）、速灭磷等

二、中毒机制

有机磷杀虫药的中毒机制主要是抑制体内胆碱酯酶的活性。正常情况下，胆碱能神经兴奋所释放的递质－乙酰胆碱不断被胆碱酯酶水解为乙酸及胆碱而失去活性。有机磷杀虫药能与体内胆碱酯酶迅速结合形成磷酰化胆碱酯酶，后者化学性质比较稳定，且无分解乙酰胆碱的能力，从而使体内乙酰胆碱大量蓄积，引起胆碱能神经先兴奋后抑制的一系列毒蕈碱样、烟碱样和中枢神经系统症状，严重者可昏迷甚至因呼吸衰竭而死亡。长期接触有机磷杀虫药的人群可耐受体内逐渐增高的乙酰胆碱，虽然胆碱酯酶活力显著降低，但临床症状却可能较轻。

三、病情评估

1.毒物接触史　详细了解中毒者近来生活、工作情况以及情绪的变化。了解有机磷农药的来源、种类、剂量、中毒具体时间、中毒经过和中毒途径，是否有口服、喷洒有机磷农药等接触史。观察中毒者身体污染部位或呼出气、呕吐物，如闻及有机磷农药所特有的大蒜臭味。

2.临床表现

（1）毒蕈碱样症状　又称M样症状，出现最早，主要是副交感神经末梢兴奋所致，类似毒蕈碱作用，表现为平滑肌痉挛和腺体分泌增加。临床表现为多汗、流泪、流涕、流涎、恶心、呕吐、腹痛、腹泻、尿频、大小便失禁、心搏减慢、瞳孔缩小、支气管痉挛、咳嗽、气促，严重者出现肺水肿。可用阿托品对抗治疗。

（2）烟碱样症状　又称N样症状，乙酰胆碱在横纹肌神经肌肉接头处过度蓄积和刺激，使面、眼睑、舌、四肢和全身横纹肌发生肌纤维颤动，甚至全身肌肉发生强直性痉挛。患者表现为全身紧缩和压迫感，常有肌束颤动、牙关紧闭、抽搐、全身紧束压迫感，而后发生肌力减退和瘫痪，呼吸肌麻痹引起周围性呼吸衰竭。可用胆碱酯酶复能剂解除，此类症状不能用阿托品对抗。

（3）中枢神经系统症状　中枢神经系统受乙酰胆碱刺激后出现头晕、头痛、疲乏、共济失调、烦躁不安、谵妄、抽搐和昏迷等表现，部分发生呼吸、循环衰竭而死亡。

（4）局部损害　有机磷农药污染眼部，引起结膜充血和瞳孔缩小；敌敌畏、敌百虫、对硫磷、内吸磷接触皮肤，可引起过敏性皮炎、水疱和剥脱性皮炎。

四、救治措施

1.迅速清除毒物　立即将中毒者撤离中毒现场。彻底清除未被机体吸收的毒物，如迅速脱去污染衣物，用肥皂水彻底清洗污染的皮肤、毛发、外耳道、手部、指甲，然后用微温水冲洗干净。眼部污染时，除敌百虫污染必须用清水冲洗外，其他均可先用2%碳酸氢钠溶液冲洗，再用生理盐水彻底冲洗，至少持续10分钟，洗后滴1%阿托品1～2滴。口服中毒者，无催吐禁忌证时尽早进行现场催吐。

2.紧急复苏　急性有机磷杀虫药中毒患者常因肺水肿、呼吸肌麻痹、呼吸衰竭而死亡。一旦发生上述情况，应紧急采取复苏措施：清除呼吸道分泌物，保持呼吸道通畅并给氧，必要时应用机械通气。心搏骤停时，立即行心肺复苏等抢救措施。

3.及时送医　洗胃应在中毒后尽早进行。早期、彻底的洗胃是抢救成功的关键，可用清水反复洗胃，直至洗出液清亮为止，然后用硫酸钠导泻。对重度中毒患者，可在解毒剂及综合治疗的同时尽早给予血液灌流治疗，且应在中毒后24小时内进行。

任务实施

评估环境，评估病情，及时呼救

↓

1.呼吸道吸入性毒物：迅速使患者脱离中毒环境，转移到空气新鲜处，松开上衣领口和裤带，必要时吸氧
2.皮肤黏膜侵入性毒物：终止接触毒物，脱去已被污染的衣服。用生理盐水或肥皂水彻底清洗污染的皮肤、毛发、外耳道、手部（先剪去指甲），然后用微温水冲洗干净，不能用热水洗，以免增加吸收。用清水冲洗皮肤、指甲、毛发。若毒物溅入眼内，除敌百虫污染必须用清水冲洗（忌用热水及乙醇擦洗）外，其他均可先用2%碳酸氢钠液冲洗，再用生理盐水彻底冲洗，至少持续10分钟，洗后滴入1%阿托品1~2滴
3.口服中毒：要迅速进行现场催吐方法：用压舌板、匙柄或指甲不长的手指等刺激咽后壁或舌根以催吐，注意动作要轻柔，避免损伤咽部。如果胃内容物过于黏稠，不易吐出，可让患者先喝适量微温清水（不可用热水）、盐水或相应解毒液体，然后再进行催吐。如此反复，直至吐出液体变清为止
体位：呕吐时，患者应采取左侧卧位，头部放低，面向左侧，臂部略抬高；幼儿则应俯卧，头向下，臂部略抬高，以防止呕吐物被吸入气管发生窒息或吸入性肺炎注意事项：①空腹服毒者应先饮水500ml，以利催吐；②注意体位，以防误吸；③严格掌握禁忌证

↓

迅速送往有较好治疗条件的医院。在转送医院的途中，一定要严密监测中毒者的神志、面色、呼吸、心率、血压等病情变化

任务评价

1. 处理急性口服中毒昏迷患者不宜采用（　　）

A. 催吐　　B. 洗胃　　C. 导泻

D. 利尿　　E. 药物解毒

2. 瞳孔缩小可由下列哪种中毒引起（　　）

A. 阿托品　　B. 有机磷　　C. 乙醚

D. 甲醇　　E. 乙醇

3. 毒物主要排出的途径是（　　）

A. 肝胆途径　　B. 经消化道排出　　C. 经呼吸道排出

D. 经肾排出　　E. 皮肤和黏膜

4. 经皮肤黏膜沾染毒物者，首先应（　　）

A. 立即通知医生

B. 建立静脉通路

C. 高流量给氧

D. 脱去污衣，冷水冲洗

E. 应用解毒剂

5. 有机磷农药中毒患者出现肌束颤动、牙关紧闭、抽搐、全身紧束压迫感，而后发生肌力减退和瘫痪，呼吸肌麻痹引起周围性呼吸衰竭，属于（　　）

A. 毒蕈碱样症状　　B. 烟碱样症状　　C. 中枢神经系统

D. 中间型综合征　　E. 中毒后“反跳”现象

（刘春梅）

任务二　急性一氧化碳中毒的救护

学习目标

▶ 素质目标

培养敬畏生命、爱老敬老的职业情感。

▶ 知识目标

能说出一氧化碳中毒的原因，理解一氧化碳中毒机制和临床表现。

▶ 技能目标

能够对急性一氧化碳中毒患者进行正确的评估，并能采取有效的现场救护措施；同时能够在社区和机构进行宣教。

任务导入

▶ 任务描述

李爷爷，76岁，因“被发现意识不清半小时”急诊入院。患者半小时前被家人发现倒在室内，室内门窗紧闭，有木炭炉，呼之不应，身旁无酒瓶、药瓶，无呕吐物，无肢体抽搐。查体：体温36.5℃，呼吸16次/分，脉搏80次/分，血压150/80mmHg，昏迷，双侧瞳孔等大等圆，直径约3mm，对光反射迟钝，颜面及口唇呈“樱桃红色”。余查体无特殊，既往体健。

▶ 任务目标

1.李爷爷能够得到正确初步处理。

2.李爷爷被安全、顺利送到医院接受进一步救护。

任务分析

一、概述

一氧化碳（CO）俗称煤气，是含碳物质不完全燃烧产生的一种无色、无味、无刺激性的气体。人体经呼吸道吸入空气中CO含量超过0.01%时，即可发生急性缺氧，严重者可因心、肺、脑缺氧衰竭而死亡，临床上称为急性一氧化碳中毒，俗称煤气中毒，是中国北方气体中毒致死的主要原因之一。

二、病因及发病机制

1.病因

（1）工业中毒　炼钢、炼焦、烧窑等工业生产中均可产生大量的一氧化碳，如果炉门关闭不严、管道泄漏或通风不良，容易发生一氧化碳中毒。煤矿瓦斯爆炸时也会产生大量一氧化碳，容易发生中毒。

（2）生活中毒　室内门窗紧闭，火炉无烟囱，烟囱堵塞、漏气、倒风以及在通风不良的浴室内使用燃气热水器淋浴，密闭空调车内滞留时间过长等都可能导致CO中毒。火灾现场空气中CO浓度可高达10%，也可引起中毒。

2.发病机制　CO吸入体内后，85%与血红蛋白（Hb）结合形成稳定的碳氧血红蛋白（COHb）。CO与Hb的亲和力比O_2与Hb的亲和力大240倍，而COHb的解离速度仅为氧合血红蛋白的1/3600。COHb不仅不能携带氧，还影响氧合血红蛋白的解离，阻碍氧的释放和传递。

急性一氧化碳中毒导致机体缺氧，最先受影响的是中枢神经系统。脑内小血管麻痹、扩张，严重者有脑水肿，继发脑血管病变及皮质或基底节的局灶性缺血性坏死，以及广泛的脱髓鞘病变，致使少数急性一氧化碳中毒患者经假愈期后，发生迟发性脑病。

三、临床表现

症状与体征与空气中CO浓度、血中COHb浓度有关，也与患者中毒前的健康情况及中毒时的体力活动有关。

1.轻度中毒　血液COHb浓度可达10%~20%。患者表现为头晕、头痛、乏力、恶心、呕吐、心悸、四肢无力，甚至短暂性晕厥等；原有冠心病患者可出现心绞痛。患者如能及时脱离中毒环境，吸入新鲜空气或氧疗，以上症状很快消失。

2.中度中毒　血液COHb浓度可高于30%~40%。除上述症状以外，还可出现皮肤黏膜呈“樱桃红色”，甚至出现神志不清、呼吸困难、烦躁、谵妄、昏迷等，对疼痛刺激有反应，瞳孔对光反射、角膜反射迟钝，腱反射减弱，脉率快、多汗等。患者经积极治疗可以恢复正常，且无明显并发症和后遗症。

3.重度中毒　血液COHb浓度为40%~60%。患者处于深昏迷，各种反射消失，可呈去大脑皮质状态。患者可睁眼，但无意识，不语、不动、不主动进食或大小便，呼之不应、推之不动，并有肌张力增强。还可发生脑水肿伴惊厥、吸入性肺炎、呼吸抑制、休克、心律失常、上消化道出血等危及生命。部分患者受压部分皮肤易发生水疱或压迫性横纹肌溶解，可释放肌球蛋白而导致急性肾衰竭。重度中毒病死率高，患者清醒后多有并发症。

4.迟发性脑病　指急性一氧化碳中毒患者意识清醒，经过一段看似正常的“假愈期”（多为2~3周）后，出现下列临床表现之一。

（1）精神异常或意识障碍 呈现痴呆、木僵状态，谵妄或去大脑皮质状态。

（2）锥体外系障碍 出现震颤麻痹综合征，表现为表情淡漠、四肢肌张力增强、静止性震颤、前冲步态等。

（3）锥体系神经损害 偏瘫、失语、病理反射阳性或大小便失禁等。

（4）大脑皮质局灶性功能障碍 失语、失明等，或出现继发性癫痫。

（5）脑神经及周围神经损害 视神经萎缩、听神经损害及周围神经病变等。

五、现场救护

1.脱离中毒环境 关闭煤气阀门，开窗通风，将中毒者移至通风的地方。

2.现场救护 ①保持呼吸道通畅，给予吸氧；②昏迷、高热和抽搐患者，降温的同时应注意保暖，防止自伤和坠伤；③尽快送医，进行下一步治疗，按医嘱给予输液和药物治疗。

任务实施

评估环境，评估病情，及时呼救

↓

开窗通风、换气。迅速将患者移至空气清新处

↓

平卧，解开衣扣，松开腰带，保持呼吸道通畅，呼吸、心跳骤停——立即施行CPR

↓

送医：①吸氧，5~10L/min；②高压氧治疗；③防治脑水肿；④病情观察

↓

心理护理

任务评价

1.社区开展预防一氧化碳中毒的健康教育，下列叙述正确的是(　　)

A.使用不带有自动熄火装置的煤灶

B.关闭门窗

C.煤气淋浴器安装在浴室里

D.定期检查管道安全

E.通气开关可长期开放

2.一氧化碳中度中毒的典型体征是(　　)

A.四肢无力　　B.意识模糊　　C.口唇呈樱桃红色

D.血压下降　　E.呼吸、循环衰竭

3.一氧化碳中毒迟发性脑病主要的临床表现为(　　)

A.呼吸循环衰竭　　B.去大脑皮质状态　　C.意识障碍

D.大小便失禁　　E.震颤麻痹

4.重度一氧化碳中毒改善组织缺氧，首选(　　)

A.高压氧舱治疗　　B.高流量吸氧　　C.鼻导管吸氧

D.面罩吸氧　　E.鼻导管高流量吸氧

5. 患者，女，50岁。一氧化碳中毒2小时入院。患者深昏迷，呼吸规则，血碳氧血红蛋白55%。此时护士应将患者安置的体位是(　　)

A.端坐位　　B.侧卧位　　C.中凹卧位

D.头低足高位　　E.平卧位头偏向一侧

（樊晓琴）

任务三　急性镇静催眠药物中毒的救护

学习目标

▶ **素质目标**

培养用药安全及爱老敬老的职业情感。

▶ **知识目标**

能说出急性镇静催眠药物中毒的原因，理解镇静催眠药物中毒的发病机制和临床表现。

▶ **技能目标**

能够对中毒患者进行正确的评估，并能采取有效的现场救护措施；同时能够在社区和机构对高危人群进行宣教。

任务导入

▶ **任务描述**

李奶奶，66岁，因“意识障碍5小时”急诊入院。患者于今日下午15时左右因与家人争执后服用“安眠药”约30片，之后出现神志淡漠、不言语，入院后予洗胃、补液等治疗，患者意识状态改善不明显。查体：体温37℃，呼吸17次/分，脉搏80次/分，血压108/60mmHg，神志模糊，呼之可睁眼，双侧瞳孔等大等圆，直径约2mm，对光反射存在。余查体无异常。诊断为安眠药中毒。

▶ **任务目标**

1.李奶奶气道通畅，未造成窒息和误吸等并发症。

2.对疾病给予正确的初步处理。

3.李奶奶及家属情绪稳定。

任务分析

一、概述

镇静催眠药物是指具有镇静、催眠作用的中枢神经系统抑制药。小剂量时可使人处于安静或嗜睡状态，大剂量可麻醉全身，包括延髓中枢。一次性大量服用可引起急性中毒。可分为四类。①苯二氮䓬类，如地西泮、阿普唑仑等；②巴比妥类，如苯巴比妥、戊巴比妥等；③非巴比妥非苯二氮䓬类，如水合氯醛、格鲁米特等；④吩噻嗪类（抗精神病药），如氯丙嗪、奋乃静等。

二、病因及发病机制

1.病因 过量服用镇静催眠药物是中毒的主要原因。

2.发病机制

（1）苯二氮䓬类 苯二氮䓬类与苯二氮䓬受体结合后，可以加强γ-氨基丁酸（GABA）与GABA受体的亲和力，使与GABA受体偶联的氯离子通道开放，增强GABA对突触后膜的抑制能力。

（2）巴比妥类 对中枢神经系统（主要是网状结构上行激活系统）有广泛的抑制作用。它对中枢神经系统的抑制与剂量有关，随着剂量的增加，由镇静、催眠到麻醉，以及延髓中枢麻醉，抑制呼吸而死亡。

（3）非巴比妥、非苯二氮䓬类 对中枢神经系统的毒性作用与巴比妥类相似。

（4）吩噻嗪类 主要作用于网状结构，抑制中枢神经系统多巴胺受体、脑干血管运动和呕吐中枢，抗组胺和抗胆碱作用。

三、临床表现

1.苯二氮䓬类中毒 中枢神经系统抑制较轻，主要临床症状是嗜睡、头晕、言语含糊不清、意识模糊、共济失调。很少出现严重的症状，如长时间深度昏迷、呼吸抑制、休克等，若出现，应考虑同时服用了其他镇静催眠药或饮酒等。

2.巴比妥类中毒

（1）轻度中毒 表现为嗜睡或意识障碍，可唤醒，有判断力和定向力障碍、步态不稳、言语不清、记忆力减退、眼球震颤。各种反射存在，生命体征正常。

（2）中度中毒 表现为昏睡或进入浅昏迷状态，强烈刺激虽能唤醒，但不能言语，很快又沉睡。腱反射消失、呼吸浅而慢，血压仍正常，角膜反射、咽反射仍存在。

（3）重度中毒 表现为进行性中枢神经系统抑制，由嗜睡到深昏迷。呼吸浅而慢甚至呼吸停止。出现低血压、休克、体温不升、肌张力下降、腱反射消失、胃肠蠕动减慢、皮肤可起大疱。长期昏迷患者可并发肺部感染、肺水肿、脑水肿、肾衰竭而威胁生命。

3.非巴比妥、非苯二氮䓬类中毒 临床表现与巴比妥类中毒类似，但药物类型不同，中毒表现也有所不同。

（1）水合氯醛中毒 心、肝、肾损害，局部刺激性，可有心律失常，口服时胃部灼烧感。

（2）格鲁米特中毒 意识障碍有周期性波动。有抗胆碱能神经症状，如瞳孔扩大等。

（3）甲喹酮中毒 可有明显的呼吸抑制，出现锥体束征，如抽搐、肌张力增强、腱反射亢进等。

（4）甲丙氨酯中毒　常伴有血压下降。

4.吩噻嗪类药物中毒　最常见的表现为震颤麻痹综合征、锥体外系反应、静坐不能、急性肌张力障碍反应，如斜颈、吞咽困难、牙关紧闭等；还可以引起血管扩张、血压降低、心动过速、肠蠕动减慢；病情严重者可发生昏迷、呼吸抑制。

四、现场救护措施

1.催吐，洗胃、导泻　①严格掌握催吐及洗胃的适应证、禁忌证；②对于昏睡或过于激动的患者应慎重使用催吐和洗胃，因为易引起窒息的危险。

2.现场救护措施　①保持呼吸道通畅，及时清除呼吸道分泌物，根据病情给予氧气吸入，必要时气管插管，呼吸机辅助通气；②对于躁动不合作的患者，必要时给予物理约束；③严重者及时送医进一步治疗。

3.病情观察　①及时发现患者神志改变；②及时发现和避免误吸、窒息；③及时发现心率、心律、血压、血氧饱和度变化。

任务实施

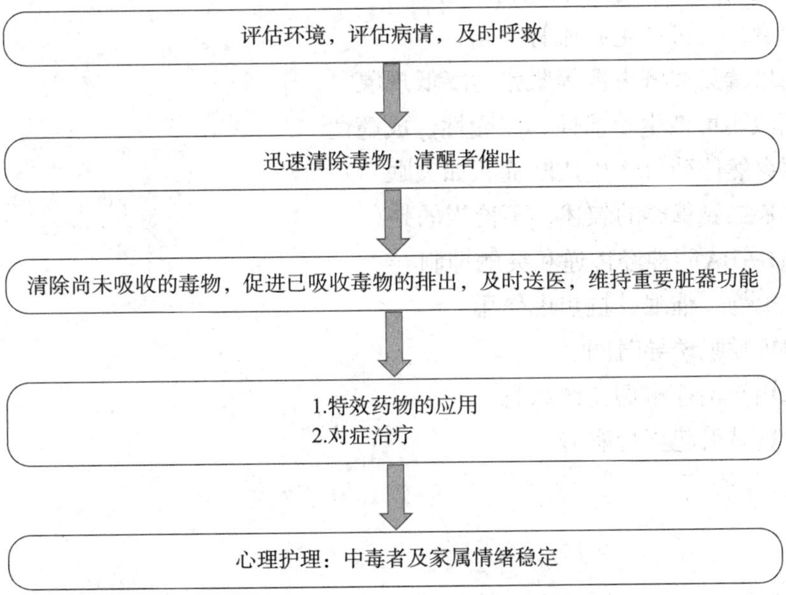

任务评价

1.赵爷爷，79岁，口服安定40片，家人发现时呼之不应，意识昏迷，错误的处理措施是(　　)

A.立即洗胃　B.立即催吐　C.硫酸镁导泻

D.0.9%生理盐水洗胃　E.监测生命体征

2.张奶奶，68岁。抑郁症，长期失眠，一次性服用了20片地西泮和红酒1杯，现在意识不清，下列处理不正确的是(　　)

A.保持气道通畅　B.监测生命体征　C.洗胃

D.建立静脉通路　E.准备血液透析用物

3.地西泮是镇静催眠药，属于(　　)

A.非巴比妥非苯二氮䓬类　B.吩噻嗪类

C.巴比妥类　D.苯二氮䓬长效类

E.苯二氮䓬中效类

4.下列关于地西泮不良反应的叙述，错误的是(　　)

A.治疗量可见困倦等中枢抑制作用

B.治疗量口服可产生心血管抑制

C.大剂量常见共济失调等肌张力降低现象

D.长期服用可产生习惯性、耐受性、成瘾性

E.久用突然停药可产生戒断症状如失眠

5.下列对苯二氮䓬类的叙述，不恰当的是(　　)

A.增强GABA能神经传递和突触抑制

B.具有镇静、催眠、抗焦虑作用

C.可缩短睡眠诱导时间

D.首选用于治疗癫痫持续状态

E.较大量易引起全身麻醉

（樊晓琴）

任务四　急性食物中毒的救护

学习目标

▶ **素质目标**

培养尊重生命、爱老敬老的职业情感，重视食品安全。

▶ **知识目标**

能说出食物中毒的原因并避免食物中毒，理解食物中毒的发病机制和临床表现。

▶ **技能目标**

能够正确识别食物中毒，并能采取有效的现场救护措施；同时能够对社区和机构的人群进行健康宣教。

任务导入

▶ **任务描述**

赵爷爷，69岁，儿子在外地工作，一人在家独居，由于食用了过期变质的罐头，一直不断呕吐，脸色铁青，口齿不清。查体：体温39.2℃，脉搏102次/分，呼吸18次/分。在这种情况下你该如何处理？

▶ **任务目标**

1.赵爷爷体温下降至38℃。

2.赵爷爷的不适症状改善，病情稳定。

3.赵爷爷被安全、顺利送到医院接受进一步救护。

任务分析

食物中毒是指患者所进食物被细菌或细菌毒素污染，或食物含有毒素而引起的急性中毒性疾病。

一、病因及发病机制

1.病因　进食的食物被细菌或细菌毒素污染，或食物含有毒素而引起本病。

2.发病机制

（1）细菌性食物中毒

1）葡萄球菌性食物中毒　淀粉类（如剩饭、粥、米面等）、牛乳及乳制品、鱼肉、蛋类等，被污染的食物在室温20～22℃搁置5小时以上时，病菌大量繁殖并产生肠毒素。

2）大肠埃希菌性食物中毒　少数特殊类型的大肠埃希菌具有相当强的毒力，一旦感染，将造成严重疫情。常见致病性大肠埃希菌分为6类：肠致病性大肠埃希菌（EPEC）、肠产毒性大肠埃希菌（ETEC）、肠侵袭性大肠埃希菌（EIEC）、肠出血性大肠埃希菌（EHEC）、肠黏附性大肠埃希菌（EAEC）和弥散黏附性大肠埃希菌（DAEC）。

3）副溶血性弧菌食物中毒　副溶血性弧菌是常见的食物中毒病原菌，在细菌性食物中毒中占有相当大的比例，该菌引起的食物中毒具有暴发起病（同一时间、同一区域、相同或相似症状、同一污染食物）、潜伏期短（数小时至数天）、有一定季节性（多夏秋季）等细菌性食物中毒的常见特点。

4）变形杆菌食物中毒　大量变形杆菌在人体内生长繁殖，并产生肠毒素，引发食物中毒。夏秋季节发病率较高。

（2）马铃薯中毒　马铃薯中含有一种龙葵碱糖苷，具较强的毒性，主要通过抑制胆碱酯酶的活性导致乙酰胆碱蓄积而引起中毒反应。主要集中在其芽眼、表皮和绿色部分。

（3）毒蘑菇中毒　轻者表现为咽喉发痒，胸口闷热、发热、上吐下泻；重者发热、头痛头晕、烦躁不安、呼吸困难，甚至心脏麻痹而危及生命。毒蘑菇种类繁多，所含毒素复杂。一种毒蘑菇多含有多种毒素，同一种毒素也可出现在不同种、属蘑菇中。部分有心脏毒性，可导致猝死。部分可导致过敏性肺炎；杯伞菌中毒可引起红斑性肢痛。

二、临床表现

1.细菌性食物中毒　以急性胃肠炎症状为主，表现为恶心、呕吐、伴有脐周疼痛、腹泻，排便一日数次至几十次，多为水样便，个别有脓血便、黏液便。有些中毒者还伴有头痛、畏寒发热、乏力、瞳孔散大，视物模糊，呼吸困难。严重的可因剧烈腹泻、脱水、呼吸衰弱、休克而危及生命。

2.马铃薯中毒　轻者表现为咽喉发痒，胸口闷热、发热、上吐下泻；重者发热、头痛头晕、烦躁不安、呼吸困难，甚至心脏麻痹而危及生命。

3.毒蘑菇中毒　主要的毒物类型有胃肠毒素、神经毒素、溶血毒素、原浆毒素、肝毒素。一种毒蕈可能含有多种毒素，一种毒素可能存在于多种毒蕈中，根据毒蕈中毒的临床表现，临床大致分为以下四型，各型间可相互重叠。

（1）胃肠型　潜伏期0.5～6小时。恶心、呕吐、腹痛、剧烈腹泻，严重者可伴有消化道出血，继发脱水、血压下降甚至休克等。

（2）神经精神型　毒素类似乙酸胆碱的毒蕈碱。潜伏期1~6小时。临床表现为副交感神经兴奋症状，如多汗、流涎、流泪、瞳孔缩小、呕吐、腹痛、腹泻、脉搏缓慢等。少数病情严重者可出现谵妄、幻觉、惊厥、抽搐、昏迷、呼吸抑制等表现，个别病例因此而死亡。部分中毒者可有周围神经炎表现。

（3）溶血型　潜伏期6～12小时。除胃肠道症状外，还有溶血性贫血、黄疸、血红蛋白尿、肝脾肿大等，严重者导致急性肾衰竭。部分病例出现血小板减少，皮肤紫癜，甚至呕血或便血等。

（4）中毒性肝炎型　潜伏期6～48小时，以中毒性肝损害为突出临床表现，肝肿大、黄疸、转氨酶升高，严重者伴全身出血倾向，常并发DIC、肝性脑病。还可发生中毒性心肌炎、中毒性脑病或肾损害等，导致相关器官不同程度的功能障碍。

三、救治措施

意识清醒的中毒者及时催吐，密切观察病情变化，病情严重者及时送医。

任务实施

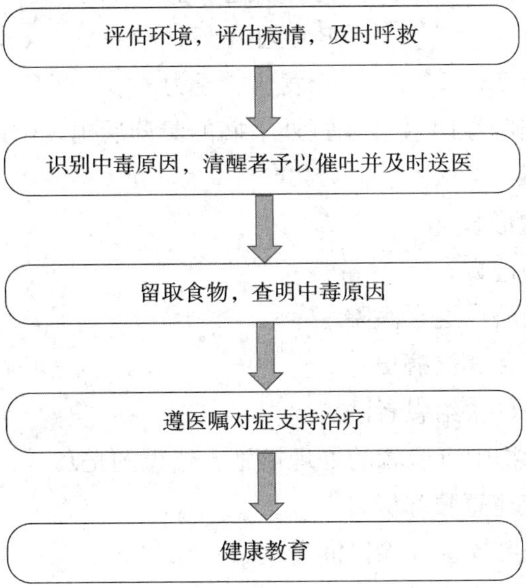

任务评价

1.引起胃肠型食物中毒最常见的病原菌是(　　)

A.金黄色葡萄球菌　　B.副溶血性弧菌　　C.沙门菌属

D.大肠埃希菌　　E.溶血性链球菌

2.某建筑工地有20多人，中午在工地食堂就餐2小时后出现腹痛、腹泻、呕吐等症状，并伴有恶心、呕吐，呕吐物为食用的食物。最有可能的是(　　)

A.急性胃肠炎　　B.细菌型痢疾　　C.细菌性食物中毒

D.中暑　　E.胃溃疡

3.下列关于细菌性食物中毒临床表现的描述，不正确的是(　　)

A.腹痛　　B.呕吐　　C.肠鸣音减弱或消失

D.腹泻　　E.发热、乏力

4.某患者一家四口因晚餐时进食在野外采摘的蘑菇后出现呕吐、腹痛等症状。应首先进行的处理是(　　)

A.了解进食蘑菇的形状

B.了解采集蘑菇的地方

C.要求将未吃完的蘑菇送来医院

D.详细了解过往有无相同病史

E.安排人力和设备尽快给患者洗胃

5.下列关于细菌型食物中毒患者的处理措施，错误的是(　　)

A.对于腹痛患者应注意腹部保暖

B.每次排便后清洗肛周，并涂以润滑剂

C.对于呕吐者应尽早应用止吐剂

D.呕吐严重者可暂时禁食

E.早期不用止泻剂

（樊晓琴）

项目七　常见急危症的现场救护

老年人常见的急危症包括超高热危象、急性胸痛、急性腹痛、脑卒中、高血压危象等，对老年人的生活质量和生命有着重要的影响。学习老年人常见急危症的相关知识和救护技能可以帮助我们学会对老年患者进行评估，对病情做出初步的判断，学会实施初步的救护措施，帮助挽救更多急危症老年患者的生命。

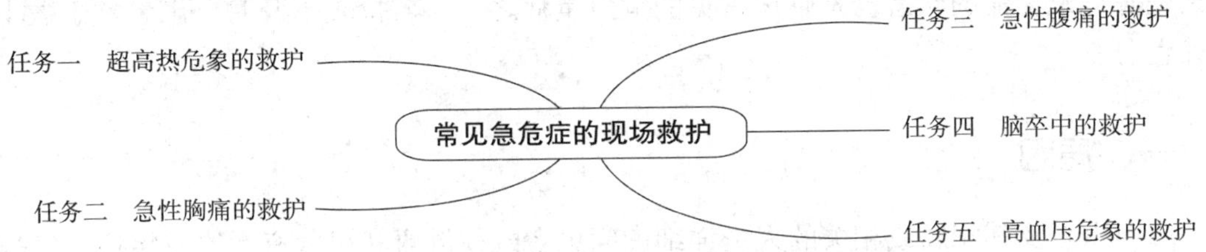

任务一　超高热危象的救护

学习目标

▶ 素质目标

培养尊重生命、爱老敬老的职业情感。

▶ 知识目标

能说出超高热危象的病因，理解超高热危象的发病机制和临床表现。

▶ 技能目标

能够对超高热危象的老年人采取正确的急救护理措施。

任务导入

▶ 任务描述

朱爷爷，64岁，5天前受凉后感咽喉部疼痛不适，自服感冒药未好转，今感口干、头痛、头晕、四肢无力，拨打120，拟急诊入院。

查体：体温41.5℃，脉搏126次/分，呼吸26次/分，血压88/56mmHg，颜面潮红、全身皮肤干燥无汗，双侧瞳孔等大，对光反射灵敏，心律齐，两肺呼吸音粗，咽部扁桃体Ⅲ度肿大，有脓点。

▶ 任务目标

1.朱爷爷的体温下降至38℃。

2.朱爷爷被安全地转送至医院进行下一步治疗。

任务分析

人的体温是由大脑皮质及下丘脑体温调节中枢控制的，通过调节体内的产热和散热，使体温保持在正常范围之内，一般腋下体温在36～37℃，若腋下体温升高到39℃以上，称为高热，超过41℃为超高热。超高热危象（extreme pyrexic crisis，EPC）是指高热未及时处理，使心、脑、肾等重要器官受到严重损害，出现抽搐、昏迷、出血、休克、重要脏器功能衰竭等危及生命的状态。是临床常见的危急重症之一，若抢救不及时，患者常于数小时内死亡。

一、病因

应向患者及其家属或相关的人员详细询问患者既往健康状况，有无原发疾病。发病前的环境情况，是否去过流行病区，居住环境有无传染病的存在，有无注射疫苗等。

超高热危象的病因十分复杂，大致可分为感染性高热和非感染性高热两类。

1.感染性高热 由细菌、病毒、真菌、立克次体、螺旋体、寄生虫、支原体等各种病因引起的全身各系统器官的感染。其中以细菌和病毒感染较为常见。

2.非感染性高热 指由病原体以外的各种原因引起的发热，常见的病因如下。

（1）中枢性高热 体温调节中枢受到损害，使体温调定点上移，造成发热。常见于：①物理性因素，如中暑；②化学因素，如安眠药、农药等药物中毒；③机械因素，如颅脑外伤、脑出血。

（2）变态反应性高热 变态反应时形成的抗原-抗体复合物，激活白细胞释放内源性致热原而引起高热，如血清病、输液反应、药物热及某些恶性肿瘤。

（3）内分泌与代谢疾病 如甲状腺功能亢进。

二、临床表现

（1）体温增高 体温＞40.6℃。

（2）多器官功能受损的表现 ①中枢神经系统：嗜睡、谵妄、昏迷、抽搐、脑膜刺激征、瘫痪、脑疝、视盘水肿、大小便失禁等。②心血管系统：休克、心功能不全、心律失常等。③凝血障碍：早期出现凝血酶原时间延长，纤维蛋白原及血小板减少，出血和凝血时间延长等；晚期常有广泛而严重的出血、DIC形成等。④肝、肾功能损害：肝功能异常；管型尿、血尿、少尿、无尿等肾功能不全的表现。⑤水、电解质和酸碱平衡失调。

三、相关检查

由于发热原因甚多，应结合相关病史及体检有针对性地进行检查。

1.血液检查　白细胞总数及中性粒细胞升高，提示为细菌感染；白细胞总数减少见于病毒感染及疟原虫感染，若同时伴有嗜酸性粒细胞减少或消失，见于伤寒或副伤寒；白细胞分类中有不成熟细胞出现，见于急性白血病、骨髓增生综合征；若全血细胞减少伴有发热，见于急性再生障碍性贫血、急性白血病等。

2.尿液检查　尿中白细胞增多，尤其是出现白细胞管型，提示急性肾盂肾炎；蛋白尿伴或不伴有管型尿提示为系统性红斑狼疮。

3.放射性检查　包括X线、CT检查等。

任务实施

评估环境，评估病情，卧床休息

↓

保持呼吸道通畅，吸氧

↓

迅速给予物理降温（冰敷、温水或酒精擦浴、冰水擦浴或盆浴、冰盐水灌肠等），将体温降至38.5℃，若经物理降温效果不理想或体温再次上升，在物理降温的同时采用药物降温的方法

↓

密切观察患者病情，对于烦躁、惊厥的患者，可在物理降温的基础上静脉滴注冬眠药物，密切观察生命体征的变化，每隔30分钟评估一次神志、瞳孔、出入量、肢体运动和各种反射

↓

记录出入量，建立静脉通路，纠正水、电解质及酸碱失衡，应用有效的抗生素

↓

预防惊厥、抽搐、脑水肿等并发症

↓

卧床休息，口腔护理、皮肤护理、饮食护理、心理护理、健康教育

四、护理措施

（一）急救护理

1.降温 迅速而有效地将体温降至38.5℃是治疗超高热危象的关键。

（1）物理降温 ①冷敷、冰敷：当体温超过39℃时，可在头部、腋下、腹股沟等大动脉处用冷毛巾或冰袋敷。②酒精擦浴：当体温超过39.5℃时，可用30%~50%，27～37℃的酒精擦浴。③温水擦浴：当体温超过39℃，患者有寒战、四肢厥冷时可用32～35℃温水擦浴。④冰水擦浴：当体温超过39.5℃，患者烦躁、四肢末梢灼热时可用冰水擦浴降温。

注意事项：①酒精擦浴以拍拭的方式进行，不用摩擦方式，因摩擦方式易产热，在腋窝、腘窝、腹股沟等血管丰富处应适当延长时间，以利于散热；严禁擦拭后项、胸前区、腹部和足底；②不宜在短时间内将体温降得过低，以防虚脱；③伴皮肤感染或有出血倾向者不宜皮肤擦浴；④降温效果不佳者可适当配合通风或服药等措施；⑤遵循热者冷降，冷者温降的原则。

（2）药物降温 物理降温效果不佳者，根据医嘱选择药物降温。药物降温后30分钟应复测体温并记录，一般体温应逐步下降，不宜骤降至37℃以下，以防虚脱。在应用药物降温时，应注意避免引起患者体温骤然下降出现大汗淋漓，加重患者血液浓缩，可再次使患者的体温升高。如患者用药后脉搏细速、面色苍白、口唇发绀、四肢厥冷，应注意保暖，可给予热水袋或热饮料以防体温继续下降。

（3）冬眠降温 对使用以上措施体温仍高者，尤其是烦躁、惊厥的患者，可在物理降温的基础上静滴冬眠药物，达到抑制体温调节中枢、扩张血管、加速散热、松弛肌肉、减少震颤、降低组织器官的代谢和耗氧量，防止产热过多。使用中，应将患者置于安静的病房，并由专人护理；密切注意体温、脉搏、呼吸、血压的变化，注意评估患者的神志、瞳孔大小、对光反射、肢体运动和各种反射，以了解冬眠的深度，每隔30分钟评估一次；应以测量肛温为观察指标；如患者的血压下降过快、呼吸低于12次/分，应立即减慢冬眠药物的进入速度或停止；如血压降至90mmHg（12.0kPa）以下时，应加用升压药或采取其他升压措施；如患者有寒战或烦躁不安，提示冬眠药物量不足。体温降至38℃时应停止滴入冬眠药。

2.严密观察病情

（1）注意患者神志、体温、脉搏、呼吸、血压、末梢循环等生命体征的变化，特别应注意体温的变化，一般每4小时测一次体温，观察物理、药物降温的效果，应在30分钟后复测体温一次，并记录在护理病历上。

（2）注意患者伴随症状的变化，如面色、神志、寒战、大汗等，及时提供给医生，以协助诊断、配合抢救。

（3）记录出入量，特别是大汗患者，要留意尿量、尿色，开辟静脉通路注意补足液体。

3.对因治疗及护理　遵医嘱应用药物针对病因治疗。

（1）感染者应及时、足量、选择敏感的抗生素，必要时可加用肾上腺皮质激素。抗生素使用后应注意疗效的观察，2～3天后疗效不佳，可考虑改用其他药物。

（2）甲亢危象者应迅速使用抗甲状腺药物。

（3）对高度怀疑的疾病，可做诊断性治疗（试验性治疗），诊断性治疗的用药要有目的、有步骤、按计划进行，做到"用药有指针，停药有依据，"切忌盲目滥用。

（4）对原因不明的发热，应进一步观察检查。若患者情况良好，热度不过高，可暂不做退热处理而给予支持疗法，以便仔细观察热型并进一步做其他检查，待明确诊断后积极进行病因治疗。

（二）一般护理

1.饮食护理　由于过高热患者消耗大，补充营养、水分有利于机体抵抗力的恢复。给予充足的水分，清淡、营养、富含维生素易消化的饮食。

2.对症护理

（1）采用物理降温的患者要及时更换敷布、冰袋、经常擦浴降温。

（2）降温过程中大汗的患者应及时更换衣服、被褥，保持皮肤的清洁、舒适。卧床的患者要定时翻身，防止压疮。

（3）每日1～2次口腔护理，保持口腔清洁、防止口腔感染及黏膜破溃。

（4）烦躁、惊厥的患者，可根据医嘱使用镇静剂并注意安全，必要时使用保护具、约束具，防止坠床或自伤。

（5）加强基础护理，患者卧床休息，病室保持安静、通风、温湿度适宜；保护心、脑、肾等重要器官的功能；呼吸困难者可给氧气吸入。

3.心理护理　患者体温过高、体力消耗大，易产生焦虑的情绪。这对稳定病情、减少体力消耗不利，应安慰患者、采取有效的降温措施，稳定患者情绪，使体温下降或恢复正常。

（三）健康教育

了解老年人高热发生的原因，向老年人及家属介绍预防的措施，指导老年人及家属正确判断体温的升、降及降温的有效方法。高热期间应卧床休息，多饮水，进食富含营养、清淡的半流质。提醒他们不随意用退热药，以防掩盖老年人疾病的真相或由于出汗过多，造成虚脱。

知识链接

惊厥的护理

1.宜绝对卧床休息，专人护理，病室保持安静、舒适。

2.高热时遵医嘱给予物理降温、药物降温，并保证摄入足够的水分。

3.注意口腔护理及退热后的皮肤护理，勤换衣裤，预防着凉。

4.遵医嘱使用抗生素。

5.密切观察并记录抽搐的模式，并报告医生。

6.未明确诊断的，协助医生做好各项检查。

7.应备齐急救药品如镇静药，此外应备齐开口器、压舌板、舌钳、氧气、中心吸引设备等急救器械。

8.惊厥发作期间的护理

（1）医护人员要保持冷静，并一直陪伴在患者旁边，切勿离开。

（2）遵医嘱使用镇静药，抽搐发作时予急救措施，可掐水沟（人中）、合谷等穴位。

（3）保持呼吸道通畅，保持仰卧，将头偏向一侧，将适当厚度的布类放在患者的上、下磨牙之间（切勿强行扳开），分泌物过多时予以清理，以防窒息。有发绀者给予氧气吸入。

（4）避免患者受伤害，松开颈部紧身衣物，移开周围可能造成身体伤害的物品、家具，以床栏、围垫等保护。可给予患者颈部下置一软枕。

（5）预防骨折及其他损伤，抽搐时不要用力按压患者肢体，应及时使用牙垫，防止舌咬伤。可用双手轻抓住患者的双手或头部，以防止抽搐加剧或与床板碰伤，床两侧一定要加床栏。

任务评价

1.应将超高热危象患者的体温迅速、有效降至(　　)

A.36.5℃左右　B.37.5℃左右　C.37℃左右　D.38.5℃左右　E.39℃左右

2.高热可见于何种中暑患者(　　)

A.热衰竭　B.热射病　C.日射病　D.热痉挛　E.以上都是

3.当气温超过35℃时，人体最重要的散热方式是(　　)

A.辐射　B.传导　C.蒸发　D.对流　E.排泄

4. 超高热危象是指体温升高至体温调节中枢所能控制的调定点以上(　　)，同时伴有抽搐、昏迷、休克、出血等。

A.＞38.5℃　B.＞39℃　C.＞39.5℃　D.＞41.5℃　E.＞41℃

5.为超高热危象患者降温首选的方法是(　　)

A.药物降温　B.冬眠降温　C.物理降温　D.针灸降温　E.以上都是

（邓菲菲）

任务二　急性胸痛的救护

学习目标

▶ **素质目标**

具有高度的责任心，善于思考，反应敏捷，能在最短的时间内制定救护方案并配合实施。

▶ **知识目标**

能知晓胸痛的主要原因及表现特点；理解急性胸痛的发病机制。

▶ **技能目标**

能正确收集资料评估胸痛老年患者，初步判断原因；能根据胸痛抢救流程配合与实施救护。

任务导入

▶ **任务描述**

李爷爷，男，68岁，既往有冠心病史，有一天上楼梯时突然出现胸骨后上中部胸痛，有窒息感，面色苍白，口服硝酸甘油疼痛无缓解。

思考：1.李爷爷胸痛的原因可能是什么？

2.应如何救护胸痛患者？

▶ **任务目标**

1.判断李爷爷发生急性胸痛的原因。

2.李爷爷被正确地进行紧急救护和处理。

3.李爷爷被安全地转送至医院。

任务分析

胸痛的病因较多，临床的危险性和预后差异较大，有的病变局限或浅表，可能无重要的临床意义；而有些病变危重，可随时威胁生命。

一、病因及发病机制

1.病因

（1）胸壁病变　其引起的胸痛是最常见的胸痛类型，如胸壁外伤、细菌感染、病毒感染、肿瘤等引起的局部皮肤、肌肉、骨骼和神经病变。

（2）肺部和胸膜病变　肺部和内脏胸膜对疼痛感觉、肺炎、肺结核、肺脓肿、肺梗死等不敏感。胸痛是由于壁层损伤引起的，当肺癌侵犯支气管壁和壁胸膜时，会出现胸痛。

（3）心血管疾病　常见原因包括心绞痛、心肌梗死和心包炎、主动脉瓣疾病和心肌病导致心肌缺血引起的胸痛。心包炎是由病变引起的疼痛，病变涉及第5肋水平以下的心包壁和邻近的胸膜。

（4）纵隔和食管病变　这种情况较为罕见。常见原因包括急性纵隔炎、纵隔肿瘤、纵隔肺气肿、急性食管炎、食道癌等。纵隔疾病是由纵隔组织受压、神经或骨骼受累等因素引起的胸痛。

（5）神经精神因素　年老、体弱、肥胖、疲劳、糖尿病、心血管疾病等。

2.发病机制　胸部的感觉神经纤维受到各种刺激因素的作用，造成组织损伤，释放化学物质，作用于神经末梢的受体，产生痛觉冲动，传至大脑皮质的痛觉中枢，引起胸痛。

二、常见的胸痛特征

引起胸痛的原因很多，常见的胸痛特征见表3-6。

表3-6　常见胸痛的特征

疾病	疼痛程度	牵涉痛	伴随症状	与体位、进食	与劳累	胸接触	硝酸甘油
急性冠脉综合征	严重	有	大汗淋漓、恐惧感	无关	有关	无关	有缓解
主动脉夹层	严重	有	晕厥、大汗淋漓、濒死感	无关	无关	无关	无关
肺栓塞	严重	无	晕厥、大汗淋漓、呼吸困难	无关	无关	无关	无关
气胸	中等	无	呼吸困难	卧位患侧加重	无关	无关	无关
食道痉挛	中等	有	烧心、恶心、呕吐	进食时候卧位加重	加重	无关	有缓解
心包炎	一般	无	呼吸困难、发热	体位影响疼痛程度	有关	无关	无关
胸膜炎	一般	无	咳嗽、气短、发热	咳嗽加重	无关	无关	无关
胆囊、胰腺炎	一般	有	腹痛（有压痛）、恶心、呕吐、发热	有关	无关	无关	无关
带状疱疹早期	中等	无	皮疹、发热	无关	无关	局部异物感	无关
抑郁症	一般	不明确	过度换气	无关	无关	无关	无关

三、病情评估

1.收集资料　①病史、外伤史、身体状况、诱发因素；②胸痛的部位、性质、程度、发作时间、特点；③精神心理状况。

2.评估与判断　①对胸部进行视、触、叩、听检查；②生命体征的观察及咳嗽、咳痰、呼吸困难的观察；③其他部位的必要检查；④根据伴随症状及体征进行判断，胸痛伴有咳嗽、咳痰和(或)发热为呼吸系统疾病；胸痛伴呼吸困难可能为肺炎、气胸、胸膜炎、过度通气综合征；胸痛伴咯血可能为肺栓塞、肺癌；胸痛伴休克可能为心肌梗死、肺栓塞；胸痛伴吞咽困难可能为反流性食管炎；⑤协助完成实验室及特殊检查。

任务实施

原地静卧休息：发病后立即就地安静休息，最好采用卧位或半卧位，避免精神紧张，停止任何体力活动

↓

松开衣领，保持呼吸通畅。吸氧：有条件者给予氧气吸入（4~6L/min）

↓

舌下含服硝酸甘油或口服速效救心丸，缓解疼痛

↓

呼救：迅速拨打医疗急救求助电话，同时要求有心电监护和除颤设备的救护车

↓

做好患者心理护理，稳定患者情绪，保持安静，尽快送医院救治

↓

立即送入抢救室，吸氧（4~6L/min），建立静脉通路

↓

充分止痛：可用盐酸哌替啶50～100mg或吗啡5～10mg肌内注射。疼痛剧烈肌内注射无效时，可用吗啡5mg静脉注射

↓

心电监护，严密观察神志、心率、心律、血压，加强胸痛变化的观察，做好经皮冠状动脉介入治疗（PCI）前准备

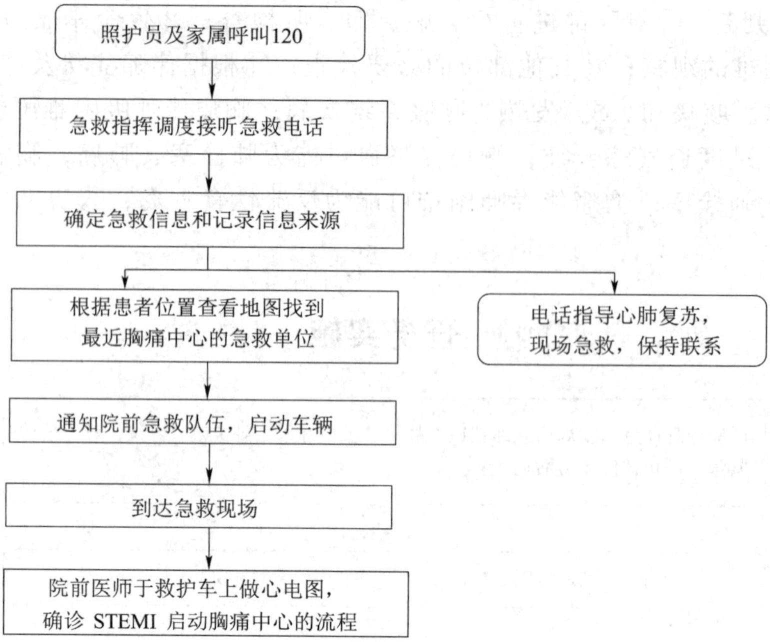

图 3-1　胸痛院前急救模式流程图

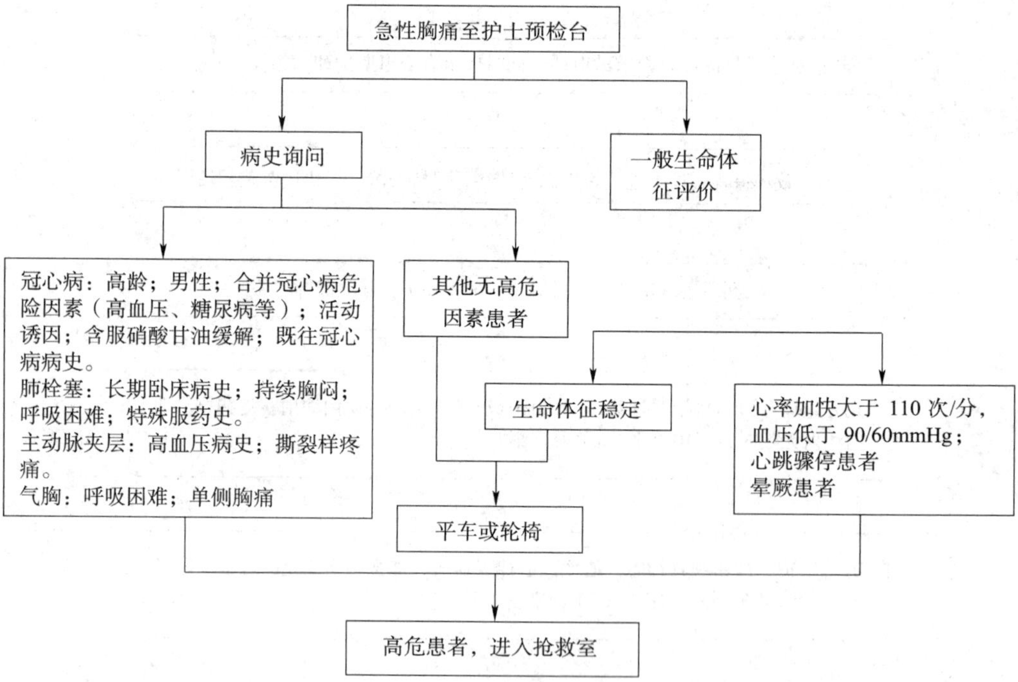

图 3-2　急性胸痛患者分诊流程

任务评价

1.胸痛常见的危险因素包括(　　)

A.长期过度劳累　B.高血压病史　C.肥胖

D.吸烟、酗酒、饱餐　E.高血糖、高血脂

2.急性胸痛最常见的疾病是(　　)

A.脑血管疾病　B.心肺疾病　C.消化道疾病

D.淋巴系统疾病　E.血液系统疾病

3.急性心肌梗死最突出的症状是(　　)

A.休克　B.心前区疼痛　C.心律失常

D.心力衰竭　E.胃肠道症状

4.主动脉夹层最常见的临床表现是(　　)

A.突发剧烈胸痛　B.休克　C.头痛

D.昏迷　E.无脉症

5.老年人在做健身操时突发心绞痛，立即含硝酸甘油2片（0.6mg），1分钟后眼前发黑、恶心、手心发凉。此时照护员应指导其(　　)

A.活动四肢

B.喝热开水

C.躺下平卧

D.再含一片硝酸甘油

E.站立不动，待自行恢复

（邓菲菲）

任务三　急性腹痛的救护

学习目标

▶ 素质目标

培养尊重生命、爱老敬老的职业情感。

▶ 知识目标

能说出急性腹痛的概念和不同病因的分类区别和特点。

▶ 技能目标

能够对急性腹痛患者进行正确的评估，并能采取有效的现场救护措施；同时能够对老年人进行疾病预防的健康宣教。

任务导入

▶ 任务描述

卞爷爷，86岁，饮酒后出现剑突下疼痛，2～3小时后转移至脐周痛，呈持续性胀痛，无放射痛，伴有嗳气、恶心、呕吐（呕吐物为胃内容物），进食后腹痛加重。腹痛与排便、体位无关；无排气，排便停止；伴低热，体温最高37.4℃。作为社区养老照护员，遇到这种情况该如何处理？

▶ 任务目标

1.卞爷爷情绪稳定。

2.卞爷爷伤腹痛得到初步的正确处理。

3.卞爷爷被安全、顺利送到医院接受进一步治疗。

任务分析

一、概述

急性腹痛（acute abdominalgia pain）是急诊患者最常见的情况之一，文献报道急诊患者中约30%是以腹痛为主诉的，约25%的急性腹痛需要紧急处理。有15%~40%的人患过腹痛，其中比较严重的疾病引起的腹痛占所有腹痛的50%以上。

急性腹痛的特点是起病急骤、病因复杂、病情严重程度不一。有些腹痛如果诊断不及时或处理不当将产生严重后果，甚至可能危及患者生命，因此对突然发生的腹痛千万不要掉以轻心。

二、急性腹痛的救护过程

1.健康史 询问老年人年龄、主诉（现病史包括起病情况、腹痛的性质、腹痛部位、牵涉痛、腹痛伴随症状），询问既往史和个人史。

2.身体状况 通过体格检查（视诊、触诊、叩诊、听诊以及直肠和阴道检查）初步判定老年人腹痛的病因。患者临床主要表现为转移性腹痛，急性起病，伴有呕吐、发热，查体有右下腹压痛、反跳痛，白细胞计数高。考虑疾病原因：①急性阑尾炎，患者有转移性右下腹痛，体温、血象高，右下腹压痛、反跳痛，应警惕有无急性阑尾炎；②肠梗阻，患者腹痛伴恶心、呕吐，进食后加重，应警惕高位肠梗阻，同时出现压痛、反跳痛，应注意有无绞窄性肠梗阻，要注意肠鸣音的变化，应查立位腹部X线平片；③肠系膜淋巴结炎，患者为青年男性，临床主要表现为右下腹疼痛，伴有发热、血象增高，应考虑有无肠系膜淋巴结炎，但是淋巴结炎多为先发热后腹痛，可行腹部B超检查；④消化道穿孔，结合其既往有间断上腹痛服用雷尼替丁可缓解的病史，应警惕有无胃、十二指肠穿孔，可查立位腹平片。

3.心理-社会支持状况 评估患者情绪是否稳定，评估其对治疗的配合程度。了解家属支持情况及家庭经济状况。

4.现场初步救治措施

（1）立即通知老年人禁食、禁水。

（2）无休克的急腹症患者以半卧位或斜坡卧位，使腹腔内渗出物局限，控制感染，松弛腹肌，减轻疼痛，改善呼吸。已发生休克者，予中凹位，促进血液回流。尽快送往医院，途中监护病情。

（3）观察神态、脸色、脱水程度，有无反应迟钝，皮肤苍白，出冷汗，烦躁不安等休克前兆，有无血压下降、出血、少尿、腰背疼痛、呼吸困难、发绀等DIC前兆。

（4）稳定患者情绪。耐心向患者及家属解释，安慰患者，缓解患者及家属的恐慌、紧张情绪，配合医护人员检查治疗。

（5）遵循“五禁”原则，即禁食、禁水，禁用止痛剂，禁用热敷，禁灌肠及使用泻剂，禁止活动。

任务实施

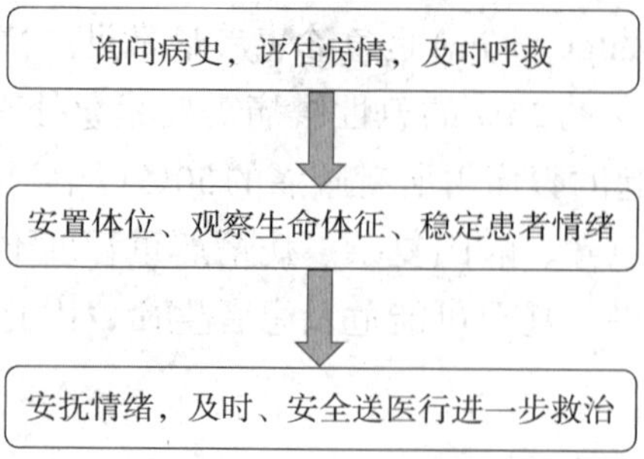

任务评价

1.患者，男，25岁，转移性右下腹痛伴恶心、纳差，诊断为急性阑尾炎。其发病原因最重要的是(　　)

A.细菌侵入　　B.黏膜受损　　C.管壁痉挛
D.管壁血液循环障碍　　E.阑尾管腔梗阻

2.急性阑尾炎疼痛的部位常见于(　　)

A.左下腹部　　B.右下腹部　　C.左上腹部
D.右上腹部　　E.脐周

3.急性腹痛患者的救治措施不包括(　　)

A.稳定患者情绪
B.无休克的急腹症患者以半卧位或斜坡卧位
C.注意观察生命体征
D.热敷减轻腹部疼痛
E.禁食禁饮

4.体格检查包括(　)

A.视诊　　B.触诊　　C.叩诊
D.听诊　　E.以上都是

5.急腹症“五禁”原则不包括(　　)

A.禁食、禁水　　B.禁卧床　　C.禁用止痛剂
D.禁用热敷　　E.禁用泻药

（朱　丹）

任务四　脑卒中的救护

学习目标

▶ 素质目标

培养尊重生命、爱老敬老的职业情感。

▶ 知识目标

能说出脑卒中的分类，理解脑卒中的发病机制。

▶ 技能目标

能够对脑卒中患者进行正确的评估，并能采取有效的现场救护措施；同时能够为高危地区人群进行宣教。

任务导入

▶ 任务描述

黄婆婆，91岁，下午做操时，突发左侧肢体麻木，进入房间休息后，其一侧脸部、手臂、腿部麻木，口眼歪斜，呼之能回应但口齿不清。作为社区养老的照护员，遇到这种情况该如何处理？

▶ 任务目标

1.快速准确评估黄婆婆的病情。

2.对黄婆婆的情况进行正确的初步急救处理。

3.安全转运黄婆婆至医院，并预先电话通知院前信息（如院前卒中评分）给目标医院。

任务分析

一、概述

脑卒中（stroke）指由于急性脑循环障碍所致的局限或全面脑功能缺损综合征，分为缺血性脑卒中和出血性脑卒中。

缺血性脑卒中（ischemic stroke，IS）又称脑梗死（cerebral infarction，CI），指各种原因所致的脑部血液供应障碍，导致局部脑组织缺血、缺氧性坏死，出现相应神经功能缺损的一类临床综合征，是脑卒中最常见的类型，占全部脑卒中的70%~80%。脑血栓形成和脑栓塞是急诊科常见的脑血管急症。可根据病理变化将缺血性脑卒中分为超早期（1～6小时）、急性期（6～24小时）、坏死期（24～48小时）、软化期（3天～3周）和恢复期（3～4周后）。急性缺血性脑卒中的处理强调早诊断、早治疗，早康复和早预防再发，早期诊疗对减少脑卒中后的死亡、伤残和再发至关重要。

出血性脑卒中（hemorrhagic stroke）又称脑出血（intracerebral hemorrhage，ICH），指非外伤性脑实质内出血，根据出血部位不同可分为脑出血和蛛网膜下腔出血。脑出血的发病率为（12～15）/10万人，我国脑出血占18.1%~47.6%。脑出血发病凶险，病死率和致残率高，30天时的病死率为35%~52%，约80%的患者在发病6周后不能恢复生活自理能力。

因此，脑卒中容易引发较高的致残和致死率，一般应在发病后的6小时进行有效抢救治疗，否则会对患者造成较大的损害。我国每年有70%~80%的脑卒中患者存在不同程度的残疾情况，患者会出现呕吐、神经功能障碍、心功能变化、呼吸功能异常、体温上升、大汗等。不仅要进行及时治疗，急救护理的专业也直接影响治疗的及时性。

二、临床表现

发生脑卒中的老人可有如下症状和体征：①原因不明的突发剧烈头痛；②眩晕、失去平衡或协调性；③恶心、呕吐；④一侧脸部、手臂或腿突然乏力或麻木；⑤不同程度的意识障碍；⑥双侧瞳孔不等大；⑦说话或理解有困难；⑧偏瘫；⑨吞咽困难或流涎等。

照护人员对于疑似发生脑卒中的老人可采用美国辛辛那提院前卒中量表（CPSS），见表3–7。

表3–7　美国辛辛那提院前卒中量表（CPSS）

测试	结果
微笑测试：让患者露出牙齿或微笑	正常：脸部两侧移动相同 异常：脸部一侧的移动不如另一侧
举手测试：患者双眼闭合，伸出双臂手掌向上平举10秒	正常：双臂移动相同或根本没移动 异常：只手臂没有移动，或与另一只手臂相比，一只手臂逐渐下垂
言语异常：让患者学说话	正常：措辞正确，发音不含混 异常：说话含混，用词错误或不能说话

三、现场急救措施

1.及时收集病情　对于老年人情况要及时向家属了解，了解发病前老年人从事过什么活动，包括运动锻炼、饮食或者意外伤害的原因、患者既往病史，同时还要对其药物过敏史进行了解、日常服用的药物等详细情况进行了解。

2.密切观察病情变化　老年人发病后立即进行血糖、血压、心率、呼吸以及心电监测，观察老年人意识和瞳孔情况，观察老年人是否有头痛、恶心、呕吐等症状，一旦出现考虑可能为颅内压过高所致。要协助老年人平躺，将头部抬高20°~30°，从而调节颅内压的变化。必要时可根据情况遵医嘱给予脱水剂和利尿剂。脱水剂首选20%甘露醇，快速静脉滴注，同时监测心功能，做好心衰预防。当患者出现瞳孔放大，同时呼吸或深或浅慢，应该怀疑呼吸中枢受到压迫而引发了脑疝。观察过程中生命体征有异常情况要及时向医生报告并处理。

3.体位管理　要采取适当平卧，情况严重者可以采用去枕仰卧，头部侧向一边。如果怀疑是脑出血要让头部抬高20°~30°以降低脑水肿，避免窒息；心肺复苏的患者要去枕仰卧，同时床垫采用硬质类型，必要时垫复苏板。如果患者有脑出血要保持头部的平稳，避免患者头部的振动或者晃动，可进行专人护理。

4.呼吸道护理　对于有恶心、呕吐的患者要将头偏向一侧，及时清除呕吐物以避免窒息。如果窒息发生，侧转患者上身做叩背，辅助其将呕吐物有效排出，如果有异物阻塞呼吸道要及时清除，可以借助吸痰器及时吸痰。可以进行面罩吸氧，通过呼吸气囊辅助其呼吸，降低脑缺氧、颅内压升高的严重程度。如果患者呼吸在6次/分以下或35次/分以上，就可以判定为有呼吸障碍问题，要及时做呼吸通道护理，保持呼吸道通畅。

5.搬运护理　在搬动过程中，辅助老年人摆放合适的舒适体位，并做好安全带防护，让担架保持有效的稳固，保持平稳，避免跌落或震荡。特别是要对躁动或者呕吐患者严密观察，避免摔伤或者误吸等，让静脉通路保持通畅，避免脱出、折叠、压迫等。

6.物理降温　出血性脑卒中急性期发热较多见，降低体温使脑代谢率降、耗氧量减少，有利于保护脑细胞和减轻脑水肿。可用头枕冰袋、冰帽行物理降温，最好使体温保持在32~36℃。

7.加强基础护理　加强口腔护理，预防肺部感染；加强皮肤护理，预防压力性损伤；保持肢体功能位置；做好尿管和会阴护理，防止尿路感染。

8.做好术前准备及转运护理　需住院治疗的患者，应做好入院转运前的准备工作，保障转运途中的安全，按要求做好交接工作。病情危重时，及时做好术前准备。

任务实施

询问病史，评估病情，及时呼救

↓

评估是否存在头痛、呕吐、意识障碍、瘫痪、失语、偏瘫等可疑卒中症状

↓

①询问病史、体格检查；②测瞳孔、生命体征；③给氧；④准备抢救车（在10分钟内完成）；⑤15分钟内由神经内科或急诊科医师进行评估，病情允许时行头部CT检查并进行进一步治疗

↓

具体处置措施

1.高血压脑病：①降血压、降颅内压；②遵医嘱镇静

2.脑梗死：早期（4~6小时内）可及时送医进行溶栓治疗，遵医嘱使用扩血管药物，改善微循环，防治脑水肿

3.脑出血：①及时送医，遵医嘱使用脱水剂、止血药、降压药；②防治感染；③保持呼吸道通畅，吸氧，必要时使用冰袋冰帽以提高脑细胞对缺血缺氧的耐受性

任务评价

1.如果发生脑卒中，当被急送到医院后立即会接受的检查是(　　)

A.心电图　　B.胸部X线　　C.胃镜检查

D.头部CT　　E.B超

2.中国患者一次TIA后1个月内发生卒中占(　　)

A.4% ~8%　　B.12% ~13%　　C.24% ~29%

D.50% ~60%　　E.10% ~20%

3.患者，男，62岁。晨起发现自己左侧半身肢体瘫痪伴眼球震颤，共济失调，吞咽困难。该患者最可能是(　　)

A.脑桥出血　　B.小脑出血　　C.蛛网膜下腔出血

D.脑血栓形成　　E.脑血管痉挛

4.患者，男，60岁。既往有高血压、糖尿病、高血脂病史，近日有右侧肢体麻木及活动无力，昨夜睡眠好，但今晨起床时突然跌倒，家人扶起后发现患者口眼歪斜，右侧上下肢瘫痪，但神志清醒。应考虑为(　　)

A.脑出血　　B.脑梗死　　C.短暂性脑缺血发作

D.蛛网膜下腔出血　　E.脑血栓形成

5.患者，男，80岁。脑出血入院，现在意识不清，频繁呕吐。右侧瞳孔大，血压208/120mmHg，左侧偏瘫，下列护理措施中错误的是(　　)

A.绝对卧床休息，头偏向一侧

B.脱水、降颅压治疗

C.遵医嘱降血压

D.置瘫痪肢体功能位

E.便秘时灌肠以保持大便通畅

（朱　丹）

任务五　高血压危象的救护

学习目标

▶ **素质目标**

培养尊重生命、敬老爱老的职业情感。

▶ **知识目标**

能说出高血压危象的诱发因素，理解高血压危象的危害和临床表现。

▶ **技能目标**

能够对高血压危象患者进行正确的评估，并能采取有效的现场救护措施；同时能够为社区及机构的高危人群进行宣教。

任务导入

▶ **任务描述**

周爷爷，80岁，生活能够自理，患有高血压、糖尿病，1年前因家中老伴去世，子女常驻外地，无人照顾住进养老院。某日上午，周爷爷在室内打麻将时因情绪激动出现头晕、头痛、心悸、视物模糊，测得血压210/120mmHg。作为社区养老的照护员，遇到这种情况该如何处理?

▶ **任务目标**

1.能正确初步处理，使周爷爷血压达到目标血压。

2.安全转运周爷爷至医院接受进一步治疗。

3.周爷爷能从这次高血压危象发生中吸取教训，在活动中能时时预防，了解高血压急症的常见诱发因素及症状。

任务分析

一、概述

高血压危象包括高血压脑病、颅内出血、脑梗死、急性左心衰竭、急性冠状动脉综合征、主动脉夹层、子痫、急进性肾小球肾炎、嗜铬细胞瘤危象及围术期严重高血压等。一部分高血压危象并不伴有特别高的血压值，如并发急性肺水肿、主动脉夹层、心肌梗死等，而血压仅为中度升高，但对靶器官功能影响重大，也应视为高血压危象。以往所谓的恶性高血压、高血压危象都属于此范畴。

在过去20年中，欧美国家中每200例急诊就诊患者中，就有1例疑似高血压急症，且这一比例没有太大改变。受到族群、遗传、生活方式、社会经济地位等影响，高血压危象的发病率尤其是靶器官损伤存在较大差异。国家心血管中心数据显示，我国18岁以上居民高血压患病率达27.5%，患病人数约为2.45亿，其中60岁以上老年人患病比例占16.1%。其中1% ~2%的高血压患者可发生高血压危象。

因此，预防、及时发现并识别、正确初步处理老年人高血压危象是养老机构健康教育、管理及照护工作的重中之重。

二、高血压分类

1.原发性高血压 指在未使用降压药的情况下，收缩压≥140mmHg和（或）舒张压≥90mmHg。该病具有遗传性，同时受饮食习惯、精神应激、吸烟和药物的影响。原发性高血压起病缓慢，症状缺乏特异性，常见症状包括头痛、头晕、疲劳等。长期的高血压可影响心、脑、肾等重要器官，应及时就医治疗，避免出现脑血管病、心力衰竭或肾衰竭等严重并发症。原发性高血压病因包括遗传因素和环境因素，一般认为遗传因素占40%。

2.继发性高血压 又称症状性高血压，是由于一些确定的疾病或者病因引起的血压升高现象。当原发疾病治愈后，作为继发症状的高血压也会随之下降或恢复正常。因此，尽早明确病因、及时治疗对疾病的治愈及转归有促进作用。

继发性高血压的病因较隐匿，可涉及心血管系统、内分泌系统、泌尿系统、神经系统等多个系统，常见病因包括肾实质性病变、肾动脉狭窄、原发性醛固酮增多症、嗜铬细胞瘤、主动脉瓣关闭不全等。

三、高血压的危险因素

1.遗传因素 临床统计数据显示，在父母均患有高血压的情况下，子女发病率可达40%以上，由此可知，高血压具有一定的遗传性。

2.环境因素 不良饮食习惯，原发性高血压的患病率与钠盐摄入呈正相关，与钾盐摄入呈负相关。高钠低钾饮食是我国原发性高血压发病的主要危险因素之一。

3.吸烟 烟草中的有效成分一方面可促使交感神经末梢释放大量的去甲肾上腺素，使血管收缩增强；另一方面可促进氧自由基产生，导致血管内皮细胞功能异常，血管舒张功能受限，两者共同作用引起血压升高。

4.精神因素 由于现代生活的压力逐渐增高，脑力工作者长时间工作，处于紧张状态，导致血压升高。此类人群一般在休息放松后血压回归正常。

5.诱发因素 ①肥胖：体重增加可增大血压升高的可能性，腹型肥胖者尤其容易出现高血压。肥胖患者多存在继发性高胰岛素血症，可引起肾脏重吸收水、钠能力增强，交感神经系统亢进，导致血压增高。②年龄：随着年龄的增长，高血压的患病率逐渐上升。

医院常采用高血压危险分层评估表对住院高危患者进行评估和筛选（表3-8），养老机构同样适用此表，血压分级为3级或分层在中危及以上，照护人员应将其列为重点照护对象。

表3-8　高血压危险分层评估表

高血压危险因素	1. 父母患有高血压者 2. 年龄>40岁 3. 超重、肥胖 4. 长期吸烟、饮酒 5. 高钠盐饮食 6. 缺少体力劳动或体育锻炼 7. 精神紧张，工作紧张 8. 高脂饮食
高血压分级	1级：收缩压140～159mmHg和（或）舒张压90～99mmHg 2级：收缩压160～179mmHg和（或）舒张压100～109mmHg 3级：收缩压≥180mmHg和（或）舒张压≥110mmHg 单纯收缩期高血压：收缩压≥140mmHg和舒张压<90mmHg
靶向器官损害	1. 左心室肥厚、扩大 2. 颈动脉增厚或斑块 3. 肾功能损害：CKD伴eGFR 30～60ml/min；微量白蛋白尿（30～300mg/24h）；白蛋白/肌酐比值为男性≥22mg/g，女性≥31mg/g 4. 动脉僵硬度（PWV>12m/s）
高血压分层	低危层：高血压1级，无其他危险因素等 中危层：高血压2级或1~2级同时有1~2个危险因素 高危层：高血压1~2级同时有3种或更多危险因素；或兼患糖尿病；或靶器官损伤；或高血压3级而无其他危险因素者 很高危层：高血压3级同时有1种以上危险因素或靶器官损伤；或高血压1~3级并有临床相关疾病
并发症	1. 糖尿病 2. 脑血管疾病（缺血性卒中、脑出血、短暂性脑出血发作） 3. 心血管疾病（心肌梗死、心绞痛、冠心病、心衰） 4. 肾脏病（慢性肾病） 5. 周围血管病 6. 视网膜病变（出血、渗出，视乳头水肿）

四、老年人高血压的危害

老年人高血压的死亡率随年龄的增加急剧上升。高血压危象除了导致老年人因脑血管意外等原因而直接死亡外，还因靶向器官损害发生不可逆的器官器质性损伤，常见的高血压危象危害表现如下。

1. 心脏损伤　临床表现为心肌梗死、心力衰竭、急性心力衰竭、心源性休克。患者常伴有胸闷、胸痛、心悸、气促、大汗淋漓。

2. 大脑损伤　临床表现为脑出血、脑梗死、高血压脑病。症状不同，治疗方式不同。

3. 肾脏损伤　患者少尿或无尿，需前往医院救治，肾脏损伤不能单靠药物治疗。肾功能损伤，出现肾衰竭，需进行生命支持治疗，如肾脏持续血液滤过、透析等。

老年人常伴有高血压疾病，而由血压升高等诱因引发高血压危象严重影响其身心健康，如高血压危象后的恐惧心理可以降低老年人的活动能力，使其活动范围受限，生活质量下降。

任务实施

评估环境，评估病情，及时呼救

↓

脱离险境，意识不清者，立即送往院内进行院内快速降压抢救等药物治疗，监测病情变化

↓

意识清醒者，安慰患者使其情绪稳定，立即进行院前家庭紧急处理，服用降压药物，观察监测病情变化

↓

监测生命体征、神志、瞳孔、血氧饱和度、血电解质等的改变，注重检查血压及肝肾功能改变

↓

安抚情绪，积极接受并配合进一步救治

任务评价

1.下列关于高血压危象的叙述，不正确的是(　　)

A.主要由于脑部血管痉挛所致

B.收缩压可达33.8kPa（253mmHg）

C.舒张压≥15.6kPa（117mmHg）

D.可见于急进型高血压

E.可有高血压脑病的表现

2.抢救高血压危象患者，最好选用(　　)

A.胍乙啶　B.硝普钠　C.美托洛尔　D.氨氯地平　E.依那普利

3.高血压危象治疗的关键是(　　)

A.绝对卧床休息

B.迅速降压

C.降低颅压

D.吸氧

E.静滴糖皮质激素

4.高血压紧急状态通常使平均动脉压在(　　)之内下降约20%

A.1～2小时　B.6～8小时　C.12小时　D.24小时　E.48小时

5.王大爷，65岁。既往有高血压、心脏病，心功能Ⅲ级。给予降压、抗心衰治疗，病情好转出院。护士的健康教育中不恰当的是(　　)

A.给予低盐易消化饮食

B.积极锻炼身体，尤其竞技类比赛，可提高健身效果

C.预防感染，尤其呼吸道感染

D.保持大便通畅，嘱患者勿用力排便

E.出现心悸气短、胸闷等症状时随时就诊

（朱　丹）

参考文献

[1]张波，桂莉.急危重症护理学[M].4版.北京：人民卫生出版社，2017.

[2]金静芬，刘颖青.急诊专科护理[M].北京：人民卫生出版社，2017.

[3]李乐之，路潜.外科护理学[M].6版.北京：人民卫生出版社，2017.

[4]葛均波，徐永健，王辰.内科学[M].9版.北京：人民卫生出版社，2018.

[5]美国心脏协会.基础生命支持实施人员手册[M].杭州：浙江大学出版社，2021.

[6]中国研究型医院学会心肺复苏学专业委员会.2016中国心肺复苏专家共识[J].解放军医学杂志，2017，42（3）：243-269.

[7]全军热射病防治专家组，全军重症医学专业委员会.中国热射病诊断与治疗专家共识[J].解放军医学杂志，2019，44（3）：181-196.

[8]但琼，杨玉梅.老年护理[M].武汉：华中科技大学出版社，2023.

[9]冯晓丽，李勇.1+X老年照护（初级）[M].北京：中国人口出版社，2019.

[10]冯晓丽，李斌.1+X老年照护（中级）[M].北京：中国人口出版社，2019.

[11]冯晓丽，许虹.1+X老年照护（高级）[M].北京：中国人口出版社，2019.

参考答案

模块一

项目一 1.C 2.B 3.C 4.B 5.C

项目二 1.A 2.A 3.E 4.C 5.E

模块三

项目五

任务一 1.D 2.E 3.A 4.D 5.C

任务二 1.A 2.A 3.D 4.D 5.E

任务三 1.A 2.D 3.D 4.B 5.E

任务四 1.E 2.C 3.E 4.A 5.D

任务五 1.C 2.B 3.E 4.E 5.A

任务六 1.A 2.C 3.C 4.C 5.D

任务七 1.E 2.E 3.A 4.E 5.C

项目六

任务一 1.A 2.B 3.D 4.D 5.B

任务二 1.D 2.C 3.B 4.A 5.E

任务三 1.B 2.E 3.D 4.B 5.E

任务四 1.B 2.C 3.C 4.E 5.C

项目七

任务一 1.D 2.B 3.C 4.E 5.B

任务二 1.ABCDE 2.B 3.B 4.A 5.C

任务三 1.E 2.B 3.D 4.E 5.B

任务四 1.D 2.A 3.D 4.E 5.E

任务五 1.A 2.B 3.B 4.D 5.B

协助医生做出早期诊断、有效治疗和护理。因此，急救人员应该具备对伤、病情的密切观察和处理能力，做到以伤病员为中心，一切为了伤病员的利益，将严谨求实、认真负责的工作作风自始至终体现在急救过程中。

2.要有扎实的基础理论知识与急救技能　由于突发疾病和意外伤害的伤病员可能存在既往史、多发伤等复杂情况，涉及多学科的专业知识，要求急救人员不仅要具备心肺复苏、创伤救护等相关理论知识，还必须对全身各系统常见病的治疗原则和护理操作技能有较全面的掌握和了解，能熟练掌握常用的救护技能。

3.要有敏锐的观察能力和快捷的应急能力　急救的特点是应急性较强，不能计划和预测什么时间有什么样的状况发生，伤病员需要哪些急救处置措施，如何分配有限的急救资源等。因此，要求急救人员有高水平的专业技能、敏捷的思维、迅速应变的能力，对病情观察有预见性，能迅速做出判断和积极处理。

4.要有健康的身体素质　急危重症伤病员的病情危重、变化快，抢救工作紧张，还有可能目击大批的伤病员，使工作负荷骤然加大。良好的身体素质是急救人员出色完成急救任务的前提条件。

5.具备良好的沟通能力　急救人员具备良好的人际沟通能力，以有效地应对急救工作，缓解与工作有关的各种压力。

6.具有科学的管理能力　急救过程中的管理非常重要，能否排除急救过程中的各种障碍，协调好各方面的关系直接影响抢救工作能否顺利进行。急救人员是将各种救护措施实施到伤病员身上的执行者，在急救情况下应分清主次，保证抢救准确及时，标记清楚有序，辅助医护人员正确使用各种仪器，积极配合各种急救操作，迅速、准确地对外联系。

7.不断学习，不断总结经验　了解、学习和掌握急救领域的新进展，可正确指导急救工作，更好地理解和配合医疗急救。要总结急救工作中的成功与失败，能在长期的急救实践中自觉地学习，不断总结经验和教训、研究与创新，养成对急救工作的特殊敏感性，培养良好的急救意识。

知识链接

“健康中国 2030”规划纲要（第十六章第四节内容摘要）

加强全民安全意识教育。建立健全城乡公共消防设施建设和维护管理责任机制，到2030年，城乡公共消防设施基本实现全覆盖。提高防灾减灾和应急能力。完善突发事件卫生应急体系，提高早期预防、及时发现、快速反应和有效处置能力。建立包括军队医疗卫生机构在内的海陆空立体化的紧急医学救援体系，提升突发事件紧急医学救援能力。到2030年，建立起覆盖全国、较为完善的紧急医学救援网络，突发事件卫生应急处置能力和紧急医学救援能力达到发达国家水平。进一步健全医疗急救体系，提高救治效率。

任务评价

1.发生心搏骤停后，抢救的黄金时间是(　　)

A.1分钟　B.2分钟　C.4分钟　D.8分钟　E.15分钟

2.我国的急救电话是(　　)

A.119　B.120　C.114　D.110　E.112

3.《中华人民共和国急救医疗法》是(　　)年颁布的

A.1942年　B.1949年　C.1986年　D.1989年　E.1997年

4.下列关于急救普及的说法，正确的是(　　)

A.救人是医生护士的职责，与其他人无关

B.急救为人人，人人学急救

C.受伤或发病后应第一时间送医，而不是现在急救浪费时间

D.如果是医护人员在现场，可以不拨打急救电话呼救

E.如果初到陌生的地方，对环境和医院都不熟悉，可以不参与现场的急救处理

5.下列不属于急救研究范畴的是(　　)

A.急性心肌梗死　B.胃穿孔　C.病毒性肝炎

D.鼻出血　E.上消化道大出血

（刘春梅）

项目二 院前急救

院前急救（prehospital emergency care）又称院外急救，指在医院之外的环境中对各种危及生命的急症、创伤、中毒、灾害事故等伤病者进行现场急救、转运和途中救护，即从患者发病或受伤开始到医院就医之前这一阶段的救护。院前急救有广义和狭义之分，主要区别在于是否有公众参与。它对于维持患者生命、防止再损伤、减轻患者痛苦、提高抢救成功率及降低伤残率和死亡率有极其重要的意义，同时也是衡量一个地区急救工作能力与水平的标志。

学习目标

▶ 素质目标

树立良好的“爱伤”观念，培养“时间就是生命”的急救意识；在学习中认识急救技能全民普及的重要性。

▶ 知识目标

能说出院前急救的定义、特点、原则，阐述院前评估的流程及注意事项。

▶ 技能目标

能快速进行有效的院前评估。

任务导入

▶ 任务描述

在幸福康养中心室外活动区，一辆轿车失控，撞上了正在锻炼的4名老人。一名老人意识丧失，颈动脉触摸不到，呼吸0次/分；一名老人诉右胳膊被撞到，疼痛难忍，可见肿胀，皮肤高高隆起，触之有骨擦感，血压110/92mmHg，呼吸26次/分；还有一位老人诉颈部疼痛，下肢感觉障碍，同时在右大腿处有6cm×4cm的一开放性伤口，正在搏动性出血，颜色鲜红色，血压80/50mmHg，呼吸32次/分；另一位老人正在吃水果，碰到这个状况后面色青紫，呼吸困难，双手卡住自己的脖子，表情痛苦。工作人员迅速进行现场处置并及时呼救。

▶ 任务目标

1.对车祸现场进行快速的评估与呼救。

2.能够采用正确的救护措施处理现场的伤员。

3.在专业救护人员到达现场之前密切观察伤员的伤情，保障伤员生命安全。

任务分析

院前急救是指急危重症伤病员进入医院之前的救护，是急救医疗服务体系的首要环节。广义上包括医护人员或目击者在出事地点对伤病者的初步救护，狭义上专指急救机构医护人员提供的现场急救、转运及途中监护服务。快速、有效的院前急救能够挽救生命、减少伤残，其成效是衡量一个地区急救工作水平和能力的重要标志。

一、院前急救的特点

院前急救的对象、时间、地点、环境各不相同，形成了院前急救的突发性、紧迫性、复杂性、艰难性和社会性等特点。

1. 突发性 突发各种急症、创伤、中毒等事件，随机性大，呼叫无时间限制。

2. 紧迫性 时间急、病情重、病情变化快，必须做到紧急出动、紧急处理、紧急转送，充分体现“时间就是生命”的急救理念。

3. 复杂性 涉及多科病种，病情复杂程度各异。

4. 艰难性 交通通道、现场环境、气候条件等会对急救过程造成明显限制。

5. 社会性 以社会效益为主，体现公益性和政府的职能。

6. 灵活性 院前急救常在缺医少药的情况下进行，常无齐备的抢救器材、药品等，因此要灵活机动地在伤病员周围寻找替代用品，就地取材获得冲洗消毒液、绷带、夹板、担架等，为患者争取最佳抢救黄金时间。

7. 风险性 有环境风险与人为风险两种。环境风险指抢救现场天气多变，交通道路的艰险，而救援人员需进入火场、毒气泄漏、塌方、爆炸等险区救援。人为风险包括应对行为失控的精神疾病患者、吸毒或酗酒、醉酒者等。

二、院前急救的原则

及时有效的院前急救对于维持伤病员的生命、防止再损伤、减轻痛苦有着重要意义，对提高抢救的成功率、减少伤残率起着至关重要的作用。因此，院前急救必须遵循“先救命，后治病”的原则。

1. 先排险后施救 应先进行现场环境评估，排除险情后再实施救护，以保障伤病员和救护者的安全。

2. 先重伤后轻伤 现场急救最重要的是挽救伤病者的生命。伤病者有多处伤情时，先处理危害生命的伤情，后处理一般伤情；对于多名伤病者，优先抢救危重者，后抢救轻伤者。

3. 先固定后搬运 对于有创伤，特别是有骨折的伤者，为防止搬运时损伤血管、神经等组织，应选择合适的材料，先实施伤肢固定，再搬移和运送。

4.先施救后运送　对垂危伤病员，先进行现场初步的紧急处理，如解除气道梗阻、活动性大出血止血、心搏骤停者行心肺复苏术等措施维持呼吸和循环功能，保证生命后才可在严密医疗监护下转运至医院。

5.急救与呼救并重　伤病现场，既要积极实施抢救，又要尽快争取急救援助。当有多人在现场的情况下，急救和呼救可分工进行；只有一人的情况下，应先实施抢救并在短时间内进行电话呼救。

6.转送与监护急救相结合　在转送途中要密切观察伤病者病情，必要时进行相应的急救处理，以使伤病者安全到达医院。

三、院前急救的流程

院前急救的目的是提高伤病员的生存率，降低伤残率和死亡率。所以无论是医护人员、照护员还是目击者，熟悉院前急救的流程至关重要。包括现场评估与呼救、现场救护、途中的转运和监护。本项目重点介绍院前评估的流程与技巧。

任务实施

实施流程

评估环境	灾害现场，首先确保现场环境安全。在用眼睛看、耳朵听、鼻子闻等综合分析的基础上判断环境是否安全，确认环境安全后方可进入现场救人；若环境不安全，应先解除不安全因素或使伤病员脱离危险环境，排除不安全因素，同时根据现场条件尽可能做好自身防护，确保自己、团队以及伤病员在安全的情况下展开急救。
判断病情	（1）意识：判断伤病员意识，轻拍重喊“喂！你怎么啦？”观察伤病员有无反应。无反应说明伤病员意识丧失，已处于危险状态。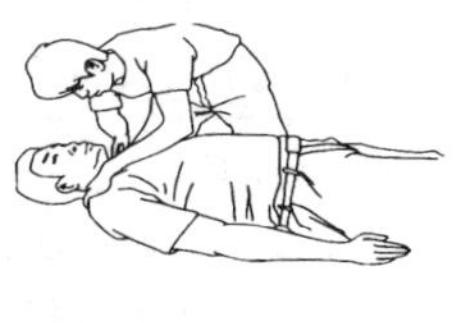 （2）气道：保持气道通畅是呼吸的必要条件。如患者有反应但不能说话、咳嗽，并出现呼吸困难，可能存在气道梗阻，必须立即检查原因并予清除。 （3）呼吸：判断呼吸是否存在的方法是在开放气道的情况下，检查者将自己的面颊部靠近患者的口鼻处，通过一看（胸廓有无起伏）、二听（有无呼吸音）、三感觉（有无气流感）的方法判断，判断时间为5～10秒。对存在呼吸的患者要评估呼吸的频率、节律、深浅度有无异常，有无呼吸困难、发绀及三凹征等。如出现呼吸变快、变慢、变浅乃至不规则，呈叹息样提示病情危重。如呼吸已停止，应立即进行人工呼吸。 （4）循环：急救现场判断循环时应首先判断有无脉搏，其次是判断脉搏是否异常。快速触摸颈动脉是判断有无脉搏的有效方法，婴幼儿触摸肱动脉。一般用5～10秒的时间完成。桡动脉触摸不到，说明收缩压小于80mmHg；股动脉触摸不到，提示收缩压小于70mmHg；颈动脉触摸不到，提示收缩压小于60mmHg。缺氧、失血、疼痛、心力衰竭、休克时脉率加快、变弱，心律失常出现脉搏不规则。同时评估患者皮肤的温度、颜色，有无发热或湿冷，有无苍白或发绀出现，了解末梢循环，判断血液循环情况。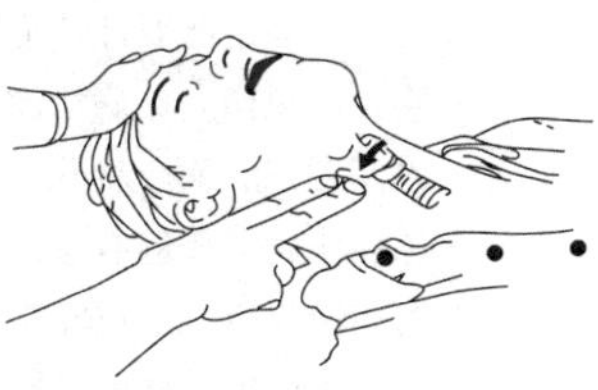

续表

呼救	经过现场快速评估和病情判断后，立即对危重伤病员进行现场救护，及时向专业急救机构、医疗部门或社区卫生单位报告求救。“120”是我国统一开通的医疗急救电话号码。急危重症伤病员、家属或第一目击者拨通“120”或其他急救电话，向急救中心发出呼救，启动救援系统。有效的呼救系统对危重伤病员获得及时的救治至关重要。电话呼救时应清楚说明：①伤病员姓名、性别、年龄、住址、接车地点及联络电话号码；②伤病员所在的确切地点，尽可能指出周围的显著标记等；③伤病员目前最危急的情况，如大出血、意识不清、呼吸困难等；④灾害事件、突发事件，要说明伤害性质、严重程度、发生的原因、受伤人数等，以及现场所采取的救护措施。急救中心（站）接到呼救指令后，立即向院前急救发出调度指令，救护车必须在1～3分钟内开出医院，如呼救范围在10km以内，10～15分钟内必须赶到现场。到达现场后，医护人员密切配合，迅速对伤病员进行初步评估和急救处理。
现场救护	运用常用救护技术进行现场急救。 （1）检伤分类：为了充分利用现场有限的人力、物力和时间抢救伤病员，保证加快伤病员救治和转送速度。对于成批的伤病员，救护人员在进行病情评估的同时，还应进行现场检伤分类，这是保证急重症患者有效救治的重要方法。根据伤员的受伤部位、生命体征及出血量等来判断伤情的轻重。判断病情要迅速，边评估边分类，一个伤病员应在1～2分钟内完成检伤，做到快速、准确、无误。检伤顺序一般从上到下进行，依次为头部、面部、颈部、胸腹部、骨盆、四肢、背部。伤情一般可分为危重伤、重伤、轻伤、死亡四类，常用红、黄、绿、黑四种颜色卡片表示伤情的严重程度，并将颜色卡片置于颈部、前胸或手腕等易见处。卡片上的项目应包括：伤病员的姓名或编号、初步诊断、是否需要现场紧急处理等。 （2）体位：①无意识、无呼吸、无心搏者，应立即置于复苏体位即仰卧于平坦的地面上或在软垫上放一块木板，解开衣领、纽扣与裤带，进行现场心肺复苏；②意识不清、有呼吸循环者，应将其置于侧卧位或平卧位，头偏向一侧，防止分泌物或呕吐物吸入气管而引起窒息；③意识、心搏、呼吸存在者，根据受伤、病变部位不同安置正确的体位，如被毒蛇咬伤肢体者，应将患肢放低，以减少毒素的扩散；脚扭伤者，应抬高患肢，以利于静脉血回流；急腹症者，应取屈膝仰卧位，以放松腹部肌肉，减轻疼痛；咯血者，应取患侧卧位，以防止血液流入健侧支气管和肺内；④注意勿用力拖拉或随意移动伤病员，以免造成再次损伤；对脊柱损伤者应3～4人同时进行轴线翻转，做好头部固定，防止脊柱、脊髓再次损伤。 （3）救护技术：CPR、外伤止血包扎固定搬运、海姆立克急救法、AED的使用、简易呼吸器的使用等。
转运和监护	搬运原则：及时、迅速、平稳、安全。
	搬运工具 （1）担架：转运较平稳、舒适，不受地形、道路限制，工具不足时可用木板、树枝、竹竿等作为代用品来临时制作使用，但速度慢、体力消耗大，而且受气候条件影响。转运时伤员头部在后，下肢在前，以利于病情观察。注意途中安全，必要时要在担架上捆保险带，并注意防雨、防暑、防寒。 （2）汽车：速度快、随机性强、受气候影响小，是转运伤病员重要的运输工具之一。但部分伤病员长途转运易产生晕车，出现恶心、呕吐，甚至加重病情。救护车在转弯、上下坡、停车掉头中要防颠簸，以免患者病情加重或发生坠落。
	病情监测：①根据不同的运输工具和病情安置伤病员的体位，一般伤病员取平卧位，恶心呕吐者应取侧卧位；②运送前要评估道路状况，救护车在行驶过程中尽量保持平稳，在转弯、上下坡、停车调头中要防颠簸，以免伤病员病情加重或发生坠落等；③严密观察和监测伤病员的呼吸、血压、体温、脉搏等生命体征以及意识、面色变化、出血等情况，一旦病情突变，配合医护人员紧急抢救；④做好转运途中心理护理，急症伤病员普遍有恐惧、焦虑的心理，工作人员要热情体贴、言语温柔，给予充分的信任感，并给予适度的病情介绍，以减轻或消除其恐惧感；⑤做好伤病员的交接，安全运送伤病员到达急救中心或医院急诊科，应向接诊护士详细交接，以便对伤病员做进一步的救治与护理。

任务评价

1.患者，男，70岁，车祸外伤骨折并在初步处理后准备转运，突然出现下列病情，需优先抢救的是(　　)

A.窒息　B.昏迷　C.骨折　D.心律失常　E.伤口出血

2.王某，建筑工人，在施工中不小心从高处坠落，目击者在现场对其全面体检时发现桡动脉触摸不清，则说明收缩压(　　)

A.<80mmHg　B.<70mmHg　C.<60mmHg　D.<50mmHg　E.<40mmHg

3.某患者在车祸事故现场，肠管外露，面色苍白，大汗淋漓。护士操作正确的是(　　)

A.回纳肠管　B.结扎肠管

C.外置肠管　D.立即手术

E.先用大块无菌纱布覆盖，然后用治疗碗等凹形容器扣在暴露器官上包扎

4.院前急救的特点不包括(　　)

A.社会性和随机性强　B.时间紧迫、流行性大

C.急救环境条件好　D.以救命、维持生命治疗为主

E.病种复杂多样

5.应用“颜色分诊法”对急诊成批伤员进行分诊时，属于黄色等级情况的是(　　)

A.明显不易存活的创伤　B.严重的颅脑损伤

C.较大面积的骨折　D.腹部开放性创伤

E.脊椎损伤

（刘春梅）

模块二
学会急救

- 模块二　学会急救
  - 项目三　常用救护技术
    - 任务一　心肺复苏
    - 任务二　气道梗阻的救护
    - 任务三　外伤救护技术
  - 项目四　简易救护设备的使用
    - 任务一　AED的使用
    - 任务二　简易呼吸器的使用

项目三 常用救护技术

无论是机构、社区居家的老人，还是日常生活中的各类人群，突发急症或损伤的情况时有发生，高效的急救成功率和良好的预后与现场及时的救治密切相关。从发病后现场救治开始，急救技术贯穿于救治的始终，急救技术应用的时机及有效性关系到伤、患者的生死存亡。因此熟练掌握常用救护技术并有效地实施具有十分重要的意义。常用救护技术主要包括通气、止血、包扎、固定和转运等外伤救护技术、心肺复苏、AED的使用、海姆立克急救法等救护技能，对现场伤病老人呼吸循环功能的维持至关重要。

任务一 心肺复苏

学习目标

▶ **素质目标**

树立“生命第一，时效为先”的急救理念和自我防护意识；培养精益求精的职业精神；在学习中认识全民普及心肺复苏技能的重要性。

▶ **知识目标**

能说出心肺复苏的操作流程、操作要点及注意事项。

▶ **技能目标**

快速识别心搏骤停；能正确实施心肺复苏，确保复苏成功。

任务导入

▶ **任务描述**

张奶奶，78岁。下午与一起休养的老伙伴在某颐养中心的活动室搓麻将时，摸到一副好牌后大笑一声，往后摔倒。一旁的照护人员立即跑到张奶奶身边，发现张奶奶呼之不应，面色苍白，未能看到胸廓起伏，掐人中没有反应。照护人员初步判断张奶奶可能发生了心搏骤停，马上利用在急救培训课上学会的心肺复苏技能实施紧急救助。

▶ **任务目标**

1.张奶奶心跳、呼吸恢复。

2.张奶奶没有发生肋骨骨折、窒息等不良后果。

3.张奶奶被安全、顺利送到医院接受进一步救护。

任务分析

一、概述

心搏骤停（SCA）是指各种原因引起的心脏有效泵血功能丧失，从而引起全身器官组织严重缺血、缺氧和代谢障碍的临床急症。心搏骤停不同于任何慢性病终末期的心脏停搏，它是意外性非预期猝死，若及时采取正确有效的复苏措施，其成活率高达70%~80%。因此，及时有效的现场救护至关重要。

二、心搏骤停的病因

导致心搏骤停的主要病因包括心源性和非心源性因素。心源性病因是因心脏本身的病变所致。冠心病是导致成人心搏骤停的最主要病因，约80%的心源性猝死是由冠心病及其并发症引起的，而这些冠心病患者中约75%有急性心肌梗死病史。在急性心肌梗死早期或严重心肌缺血时，室颤是冠心病患者猝死的最常见原因，可占60%~80%。各种心肌病引起的心源性猝死占5%~15%，是冠心病易患年龄前（<35岁）心源性猝死的主要原因，如梗阻性肥厚型心肌病、致心律失常型右心室心肌病。严重缓慢性心律失常和心室停顿是心源性猝死的另一重要原因。非心源性病因是因其他疾病或因素影响到心脏所致，如各种原因所导致的呼吸停止、严重的电解质与酸碱平衡失调影响到心脏的自律性和心肌的收缩性、严重创伤导致低血容量引起心肌严重缺血缺氧等，最终均可引发心搏骤停。

三、心搏骤停的临床表现

常温下心搏骤停3秒即感觉头晕，10～20秒出现晕厥，40秒左右发生惊厥，30～45秒后瞳孔散大，60秒则延髓受抑制而呼吸停止、大小便失禁，4～6分钟后脑细胞发生不可逆性损害，故有效的心肺复苏必须在心搏骤停后4～6分钟内进行，其实施越早，成功率越高；反之，则死亡率越高。

心搏骤停患者可发生典型的“三联征”：突发意识丧失、呼吸停止和大动脉搏动消失。这也是判断心搏骤停的主要依据。临床上具体表现为：①意识突然丧失，可伴有全身短暂性抽搐和大小便失禁，随即全身松软；②大动脉搏动消失，触摸不到颈动脉搏动；③呼吸停止或先呈叹息样呼吸，继而停止；④面色苍白或青紫；⑤双侧瞳孔散大。

如果呼吸先停止或严重缺氧，则表现为进行性发绀、意识丧失，心率逐渐减慢，随后心跳停止。

在灾害现场，严重创伤、大出血、电击、溺水、休克、中毒、酸碱失衡、电解质紊乱等都可能导致心跳、呼吸骤停。发生心跳、呼吸骤停患者主要表现为意识突然丧失；大动脉（如颈动脉、股动脉）搏动消失，心音和血压消失，呼吸暂停或呈叹息样，面色苍白或发绀，大小便失禁，提示心跳骤停已20～60秒；瞳孔散大，对光反射消失，提示心跳骤停已超过45秒；瞳孔散大固定，提示心跳骤停已1～2分钟。因此，只要判断老人意识突然丧失，颈动脉搏动消失，自主呼吸消失即可确定老人发生了心跳、呼吸骤停，立即实施心肺复苏。条件允许的情况下，由照护人员组成救援小组，分工协作，同时完成多个步骤和评估。例如由1名施救者启动急救反应系统，第2名施救者开始胸外按压，第3名进行通气或者取得球囊面罩进行人工呼吸，第4名取回并设置好AED。

任务实施

实施流程

评估环境	灾害现场，首先确保现场环境安全。在通过眼睛看、耳朵听、鼻子闻并综合分析的基础上判断环境是否安全，确认环境安全后方可进入现场救人；若环境不安全先解除不安全因素或使患者脱离危险环境，排除不安全因素，同时根据现场条件尽可能做好自身防护，确保自己、团队以及患者在安全的情况下展开急救。
判断病情	（1）意识：判断患者意识，轻拍重喊，“喂！你怎么啦？”观察患者有无反应。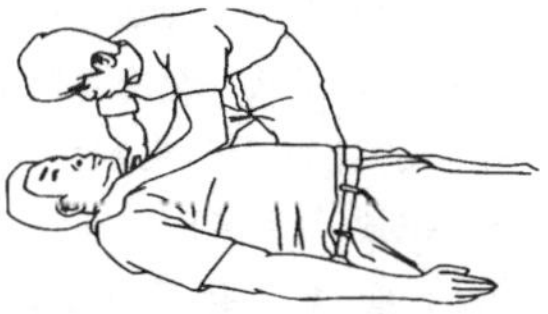 （2）循环：救援人员触摸颈动脉（喉结旁开2横指）判断有无脉搏，同时观察鼻翼和胸腹起伏情况判断有无呼吸或有效呼吸。评估应在5～10秒内完成。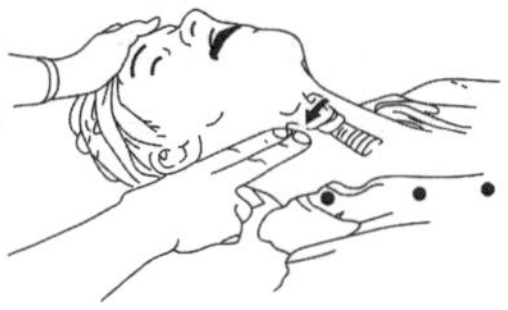
呼救	判断患者有无意识、脉搏、自主呼吸，立即呼救同伴（或打120）；如果同时多人在场，一人负责呼救，准备AED，其余人负责CPR。同时记录抢救时间。
复苏体位	患者仰卧于平地，头、颈、躯干位于同一轴线上，双手放于身体两侧。松开患者衣服及腰带，暴露胸腹部。
人工循环	（1）按压位置：两乳头连线与胸骨交界处，即胸骨中、下1/3交界处。若老年女性，皮肤松弛、乳房下垂，急救者示指和中指沿患者肋弓下缘上移至胸骨下切迹，上移两横指即为胸外心脏按压部位（定位要点：一点二指三掌根）。 （2）胸外按压方法：操作者一只手的掌根部紧贴患者两乳头连线中点胸骨处，另一只手掌根叠放在上，两手手指交叉相扣，手指尽量向上，避免触及胸壁和肋骨，按压者身体稍前倾，双肩在患者胸骨正上方，肩、肘、腕关节呈一条直线，按压时以髋关节为支点，应用上半身的力量垂直向下用力快速按压。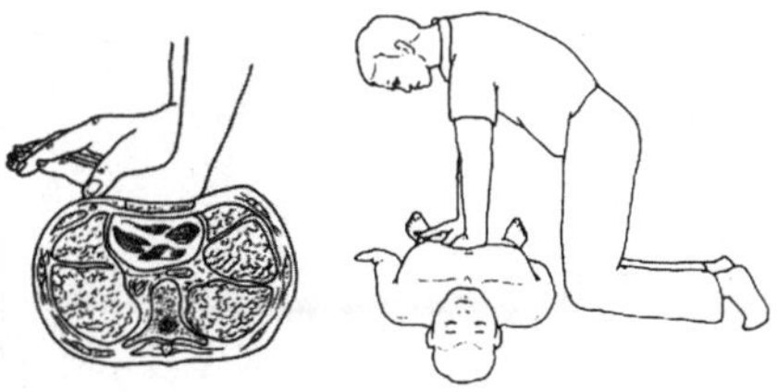 （3）按压频率：每分钟100～120次。 （4）按压深度：成人为胸部前后径的1/3，至少5cm而不超过6cm。 按压与放松时间比为1:1。施救者应尽可能减少胸外按压中断的次数和时间，尽可能增加每分钟胸外按压的次数，中断时间限制在10秒以内。有效按压30次。

续表

人工 呼吸	1.开放气道：检查口腔，有义齿及时取出。迅速清除口鼻腔异物，检查颈部有无损伤。选择正确的方法打开气道（仰头抬颏法或双手托颌法），双手托颌法适用于有颈椎损伤的患者或双人心肺复苏时使用。 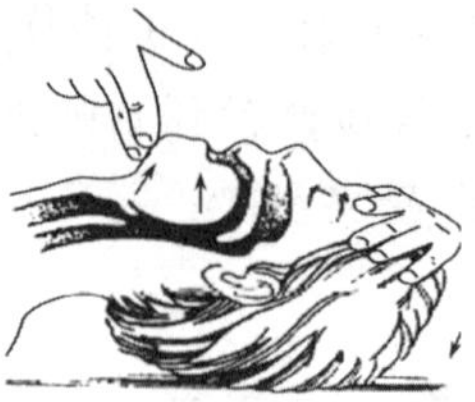 仰头抬颏法 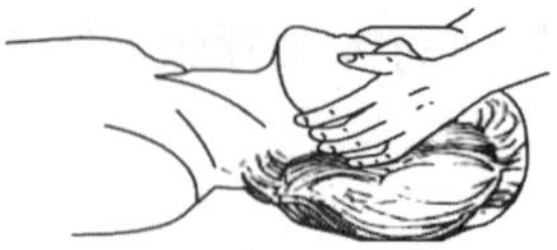 双手托颌法 2.人工呼吸：如果患者没有呼吸或无效呼吸，应立即采用口对口（鼻）、口对面罩、球囊对面罩或人工气道通气等人工呼吸方法。无论采用何种方法，每次通气时间为1秒，使胸廓明显隆起，保证有足够的气体（500～600ml）进入肺部。 （1）口对口人工呼吸：操作者用置于患者前额部的拇指与示指捏紧患者的鼻翼，另一只手在下颌角处抬起患者的头部保持气道通畅。用口唇把患者的口全部包住，正常吸气，吹气2次，每次吹气500～600ml，并持续1秒，每次吹气至患者胸部上抬后，即脱离患者口，轻轻抬起头部同时放松捏闭患者鼻部的手指，使胸廓依其弹性而回缩导致气体呼出。若成人口周外伤或牙关紧闭、张口困难者可用口对鼻呼吸。 （2）经口咽通气管或面罩通气：口咽通气管又称口咽导气管，多为“J”形管，是一种非气管导管性通气管道。人工通气时，用舌钳或压舌板作为辅助工具，将通气管的咽弯曲沿舌面顺势送至上咽部，将舌根与口咽壁分开，用口含住通气管的外口吹气。通气面罩一般为透明的，可密闭于口腔周围。操作时，维持患者气道开放，将面罩覆盖于整个口和鼻部并妥善固定，施救者经面罩送气至患者胸廓抬起为止，然后将口离开面罩，使患者呼出气体通过活瓣活动而排出。 （3）球囊-面罩通气：又称简易呼吸器。施救者位于患者头部的后方，将头部向后仰，并托牢下颌使其朝上，使气道保持通畅；用“CE”手法将面罩扣住口鼻，即用拇指和示指呈“C”形紧紧按住面罩，其他的手指呈“E”形紧按住下颌；另外一只手挤压呼吸囊，每次送气500～600ml，频率10～12次/分，将气体送入肺中，规律性地挤压呼吸囊，提供足够的吸气/呼气时间。
人工 呼吸	每30次按压后行2次人工呼吸。五个循环为1个周期，时间约2分钟。 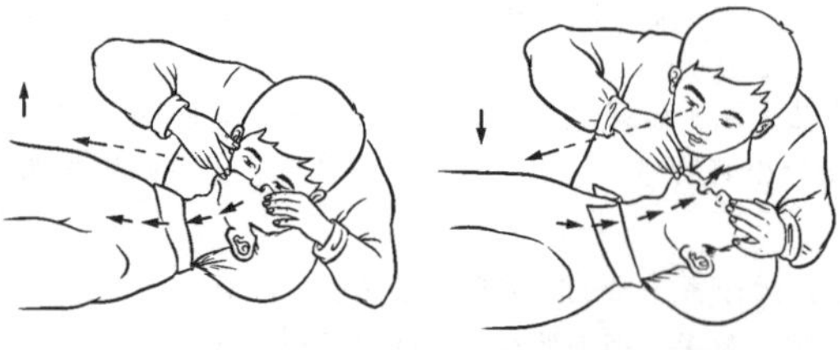 口对口人工呼吸 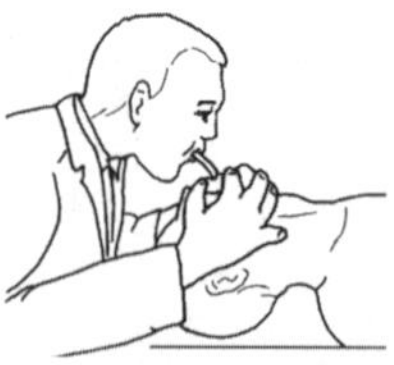 经口咽通气管或面罩通气 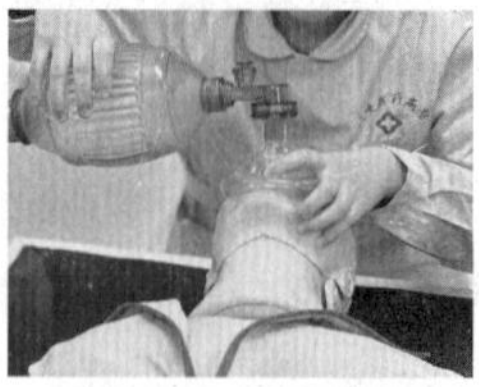 球囊-面罩通气
复苏 成功 指标	判断指标：①恢复自主呼吸；②颈动脉搏动可触及；③瞳孔由大变小、对光反射恢复；④面色、口唇、皮肤、甲床颜色由发绀转为红润；⑤出现躁动或挣扎，意识逐渐恢复；⑥收缩压≥60mmHg；⑦心电图好转，出现交界区、房性或窦性心律。

任务评价

操作考核表

班级：　　　　　　　姓名：　　　　　　　学号：　　　　　　　成绩：

项目	内容	分值	评分要求	得分	教师评价
操作准备	着装整洁，仪表端庄，戴帽符合要求，不戴首饰 用物齐全，放置合理	8	着装一项不符合要求扣1分 戴首饰、未修剪指甲、涂指甲油各扣1分 每缺少一样物品扣1分，用物摆放不规范扣1分		
操作步骤	判断意识、呼吸5秒内完成，报告结果 触摸大动脉，10秒内完成，报告结果 确认患者意识丧失，立即呼叫 确认抢救时间（口述） 评估环境（口述）	12	判断意识、呼吸方法不正确各扣1分，判断时间不符合要求扣1分，未报告扣1分 触摸大动脉搏动方法不正确扣1～2分，判断时间不符合要求扣1分，未报告扣1分 未立即呼叫扣1分 未口述扣2分 未评估环境（口述）扣1分		
	将患者置于硬板床上（口述），取仰卧位去枕，头、颈、躯干在同一轴线上 双手放于两侧，身体无扭曲（口述）	5	未口述扣1分，体位不正确未去枕扣1分，头、颈、躯干不在同一轴线上扣1分 未口述扣1分		
	抢救者立于患者右侧 解开衣领、腰带，暴露患者胸腹部 按压部位：胸骨中下三分之一交界处 按压方法：两手掌根部重叠，手指翘起不接触胸壁，上半身前倾，两臂伸直，垂直向下用力 按压幅度：胸骨下陷5~6cm 按压频率：100~120次/分	30	抢救者位置不正确扣1分 未解开衣领、腰带各扣1分，暴露不全扣1分 按压部位不正确扣1～3分 按压方法不正确扣1～3分 按压幅度不正确扣1～3分 按压频率不正确扣1～3分		
	检查口腔，清除口腔异物取出活动义齿（口述） 判断颈部有无损伤，根据不同情况采取合适方法开放气道	5	未检查口腔扣1分，未清除口腔异物扣1分，未口述扣1分 未判断颈部损伤扣1分，开放气道方法不正确扣1分		
	捏住患者鼻孔 用力吹气，直至患者胸廓抬起，吹气毕，观察胸廓情况 连续两次 按压与人工呼吸之比为30:2，连续5个循环	20	未捏住患者鼻孔扣1分 未观察胸廓情况扣1分 呼吸次数错误扣2分 按压与人工呼吸之比不正确扣2分，少完成或多完成一个循环扣2分		
	操作5个循环之后，判断并报告复述效果：颈动脉搏动恢复，自主呼吸恢复，瞳孔缩小，对光反射存在，面色、口唇、甲床和皮肤色泽转红，出现躁动、挣扎，有眼球活动	5	未报告颈动脉搏动恢复扣1分，未报告自主呼吸恢复扣1分，未报告瞳孔变化扣1分，未报告面色、口唇、甲床和肤色扣1分 未报告躁动、挣扎、眼球活动扣1分		

续表

项目	内容	分值	评分要求	得分	教师评价
操作步骤	整理用物 七步洗手 记录患者病情变化和抢救情况	5	整理不规范或未整理用物扣1～2分 未洗手扣1分 记录不全或未记录扣1～2分		
综合评价	能规范履行职业技能礼仪要求 能与患者进行有效沟通，体现人文关怀 抢救及时，动作迅速，操作规范，程序正确 保护患者安全和职业防护 6分钟内完成	10	职业技能礼仪不符合要求扣1分 护患沟通不当，缺少人文关怀扣1～2分 动作不迅速，操作不熟练规范扣1～3分 安全意识和职业防护意识不强扣1～3分 超过6分钟停止操作		
总分		100	扣分合计		

（邓 辉）

任务二　气道梗阻的救护

学习目标

▶ 素质目标

在照护中践行关爱老年人、尊重生命的人文精神；在学习中认识全民普及海姆立克急救法的重要性。

▶ 知识目标

能说出呼吸道梗阻各种救护技术的适应证、禁忌证；能说出解除气道异物梗阻救护技术的手法和要点。

▶ 技能目标

能选择正确的方法解除老年人的气道异物梗阻。

任务导入

▶ 任务描述

患者，男，78岁，吃汤圆后突然剧烈呛咳，呼吸困难，发绀，以一手呈“V”字状紧贴于颈前喉部，你作为照护员该如何进行急救。

▶ 任务目标

1.快速识别患者的病情。

2.正确实施海姆立克急救法解除患者的气道异物梗阻。

3.有效的健康宣教，避免再发生类似情况。

任务分析

气道异物阻塞发病突然，病情危重，现场条件往往缺乏必要的抢救器械，徒手抢救法是现场抢救的主要措施。现场抢救的时间、方法及程序正确与否，是挽救患者生命的关键。海姆立克急救法（Heimlich）通过给腹部以向内向上的冲击，使膈肌上移，胸腔容积变小，驱使肺内残留的空气气流快速进入气管，达到冲出堵在气管口的食物或异物的目的，是一种简便有效的抢救食物、异物阻塞所致窒息的急救方法。

一、病因

老年人气道异物梗阻大多发生在进餐时，因进食急促，进食伴有大笑或说话，或同时饮酒致咽喉部肌肉松弛，导致大块食物（肉块、豆类、骨头、鱼刺等）滑入气道；随着年龄的增长，老年人的咀嚼功能、吞咽功能退化，感知觉迟钝，亦可增加气道异物梗阻的发生；全身麻醉或昏迷患者，可因咽反射消失，造成呕吐物或松动的牙齿吸入气道。常见的异物为花生米、瓜子、玉米粒、果冻等食品，或纽扣、硬币、小玩具等。

二、发病机制

异物堵塞气管后，引起通气和换气功能障碍，表现为呼吸困难、面色苍白或青紫等缺氧症状，表情痛苦。严重者可因缺氧而导致呼吸心搏骤停。

三、气道梗阻的临床表现

主要表现为剧烈呛咳、吸气性呼吸困难及发绀等。

1.气道不完全阻塞

（1）特殊体征。异物吸入气道，伤病员感到极度不适，常常不由自主地以一手呈“V”字形紧贴于颈前喉部，苦不堪言，此即异物梗阻征象。

（2）患者可有咳嗽无力或剧烈刺激性咳嗽，喘气。

（3）面色苍白或青紫发绀，呼吸困难，张口吸气时可听见异物冲击性的高调哮鸣音。

2.气道完全阻塞 较大异物堵在喉部、气道处，伤病员“V”字形手势，面色灰暗、青紫、不能说话、不能咳嗽、不能呼吸，昏迷倒地，窒息，很快呼吸停止。

四、异物阻塞呼吸道的判断

异物阻塞呼吸道的表现：①意识清醒者，进食时，突然强力咳嗽，呼吸困难，或无法说话和咳嗽，出现痛苦表情，用手掐住自己的颈部，以示痛苦和求救者；②亲眼目睹异物被吸入者；③昏迷患者在开放气道后，仍无法进行有效通气者。

以上情况中，如患者出现特有的“窒息痛苦样表情”（手掐咽喉部呈“V”字形手势），即Heimlich征象。此时应立即询问“你卡着了吗？”如果患者点头表示肯定，即可确定发生了呼吸道异物阻塞。如无以上表情，但观察到患者具有不能说话或呼吸，面色、口唇青紫，失去知觉等征象，亦可判断为呼吸道异物阻塞，应立即施行Heimlich手法施救。

知识链接

海姆立克法的由来

美国胸外科医师海姆立克于1974年发明了此手法。经反复证实，该法简单易行，实用有效。海姆立克因此被世界名人录誉为“世界上抢救生命最多的人”。

海姆立克法的原理是窒息时，患者肺内仍有残留气体，给膈肌以下软组织以突然向上的压力，使胸腔压力骤然升高，从而压迫双肺，驱使肺内残存的气流进入气管，便可排出卡在气管口的食物或其他异物。

任务实施

实施流程

案例	患者，男，78岁，吃汤圆后突然剧烈呛咳，呼吸困难，发绀，以一手呈“V”字形紧贴于颈前喉部。
评估	评估环境、患者的意识、呼吸、心跳情况；评估患者有无严重的气道梗阻征象，包括突然的剧烈呛咳、反射性呕吐、声音嘶哑、呼吸困难、发绀，常常不由自主地以一手呈“V”字形紧贴于颈前喉部。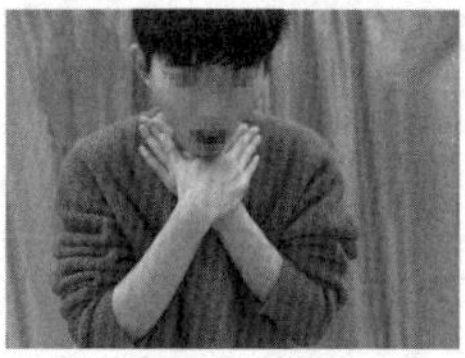
呼救	尽快呼叫，寻求帮助，拨打“120”急救电话。
沟通解释	对意识清醒者，询问“是否有异物梗塞？”“我能帮您吗？”清醒的伤病员点头告知，嘱患者用力咳嗽。
清醒老年人处理	若不能咳出异物或伤病员有“三无”（不能说话、不能咳嗽、不能呼吸），立刻表明身份，用海姆立克急救法帮助解除异物梗阻，具体操作如下。 （1）救护人员站在老年人的背后，双臂环绕老年人腰部，令老年人弯腰，头部前倾，张口；自己的一手握空心拳，拳眼置于腹部脐上两横指处。 （2）另一手紧握住此拳，双手同时快速向内、向上冲击5次，每次冲击动作要明显分开。 （3）还可选择将上腹部压在坚硬物上，如桌边、椅背和栏杆处，连续向内、向上冲击5次。 （4）重复操作若干次，直到异物排出。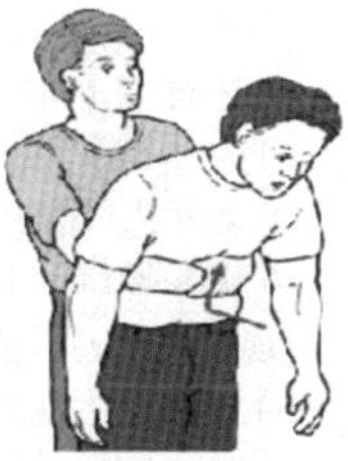
昏迷老年人处理	（1）观察到老人意识丧失，立即开始包括胸外按压和人工通气的CPR。如果通气时老人胸廓无起伏，应重新正确开放气道，尝试再次通气。 （2）注意事项：每次开放气道通气时，观察喉部有无堵塞物存在。有可见异物时应尽快小心移除异物；若移除困难，尽快送医实施进一步抢救措施。对于未见明显异物时不可盲目用手指扣除，以免造成进一步梗阻或损伤气道。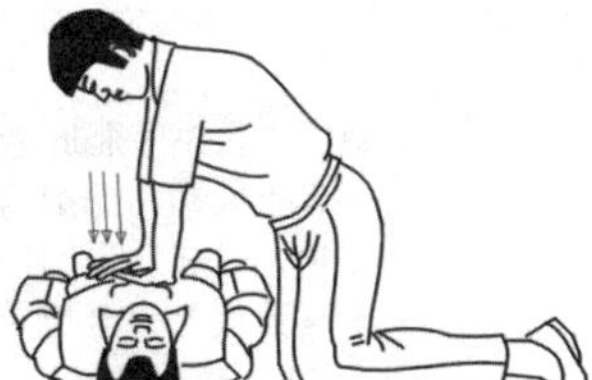
过度肥胖老年人处理	（1）救护人员站于老年人的背后，上肢放于老年人腋下，将老年人胸部环抱。 （2）一只拳的拇指侧（拳眼）在胸骨中线，避开剑突和肋骨下缘，另一只手握住拳头，向后冲击。 （3）重复操作若干次，直至把异物排出。
整理	协助老年人取舒适体位。收拾整理用物，洗手。
记录	在记录单上记录老年人姓名、时间、解除梗阻方法、全身情况等。

任务评价

操作考核表

班级：　　　　　　　　姓名：　　　　　　　　学号：　　　　　　　　成绩：

项目		内容	分值	评分要求（少1项扣1分）	得分	教师评价
评估		评估环境、老年人的意识、呼吸、心跳情况、气道梗阻严重程度。	10			
呼救		尽快呼叫，寻求帮助，拨打急救电话。	5			
沟通		表明身份，对意识清醒者老年人“是否有异物梗塞？”“我能帮您吗？”清醒的伤病员点头告知，嘱老年人用力咳嗽。安慰老年人，老年人情绪稳定。	5			
准备		1.照护人员准备：洗净双手，着装整洁。 2.环境准备：安全。 3.老年人：理解和配合。	1 1 1			
实施	清醒老年人	1.救护人员站在老年人的背后，双臂环绕老年人腰部，令老年人弯腰，头部前倾。 2.一手握空心拳，拳眼顶住老年人腹部正中线脐上方两横指处。 3.另一手紧握此拳，快速向内、向上冲击5次。 4.还可选择将上腹部压在坚硬物上，如桌边、椅背和栏杆处，连续向内、向上冲击5次。 5.老年人配合救护人员，低头张口，以便异物排出。 6.重复操作若干次，直到异物排出。	5 10 5 5 5 5			
实施	昏迷老年人	观察到老人意识丧失，立即开始包括胸外按压和人工通气的CPR。 ①体位：去枕仰卧于硬板床或平坦地板上。 ②胸外按压的部位准确、频率正确。 ③每次开放气道通气时，观察喉部有无堵塞物存在，有可见异物时应尽快小心移除异物；对于未见明显异物时不可盲目手指扣除，以免造成进一步梗阻或损伤气道。	5 5 5			
	过度肥胖老年人	1.救护人员站于肥胖老人背后，从腋下经胸部环抱住老人。 2.一只手握拳，拇指侧置于胸骨中部，避开剑突和肋骨下缘；另一手握住拳头，向后冲击。 3.重复数次，直至把异物排出。	2 5 3			
整理用物		1.协助老年人取舒适体位。 2.整理用物、洗手。	2 2			
记录		在记录单上记录老年人姓名、梗阻情况、解除方法、时间、效果观察。	5			
注意事项（口述）		1.用力的方向和位置一定要正确，否则有可能造成肝、脾损伤和剑突骨折。 2.饱食后的患者可能出现胃内容物反流，应及时清除口腔，保持口腔清洁。 3.施行手法时突然用力才有效。 4.实施腹部冲击，定位要准确，不要把手放在胸骨剑突上或肋缘下。 5.在抢救过程中需注意患者的呼吸心跳及神志变化，一旦发现呼吸心跳停止立即CPR。	1 1 1 1 1			
整体评价		1.老年人安全、舒适。 2.关心爱护老年人，沟通自然，语言通俗易懂。 3.评估准确全面；操作熟练、规范，无缺项。	1 1 1			

（邓　辉）

任务三　外伤救护技术

一、外伤出血的初步止血操作

学习目标

▶ 素质目标

具有爱伤观念、细心、耐心和责任心。

▶ 知识目标

掌握各种外伤包扎操作的处理方法；熟悉各种血管出血表现；了解老年人外伤出血的类型、各种外伤包扎材料。

▶ 技能目标

掌握老年人外伤出血的急救处理方法，能对老年人外伤进行初步的应急止血包扎。

任务导入

▶ 任务描述

丁爷爷，78岁，自行如厕时不慎滑倒，右侧肘部撞在水台边沿，右侧肘部皮肤有2cm×3cm伤口，伤口有肿胀出血，丁爷爷自行站立起来后，呼叫照护人员。照护人员赶到现场问其摔伤情况，老年人神色焦急，主诉右侧肘部伤口处疼痛、出血，需包扎止血，其他无不适。

▶ 任务目标

1.快速评估丁爷爷的伤情。

2.采用正确的止血方法进行急救处理，出血停止，疼痛减轻。

任务分析

（一）出血概述

出血是指血液从伤口流至组织间隙、体腔内或体外的现象。根据出血血管的种类，可将外伤出血分为毛细血管出血、静脉出血和动脉出血。血管种类不同，其严重程度不同（表2-1）。

表2-1　不同出血部位区别

特性种类	血液颜色	血流速度	危险性	常见损伤原因
毛细血管出血	鲜红色	缓慢渗出	小	皮肤擦伤
静脉出血	暗红色	缓慢流出	较大	较浅的刀割伤或刺伤
动脉出血	鲜红色	喷射状出血	大	较深的刀割伤或刺伤

（二）外伤出血的观察要点

（1）观察老年人的面色、神志。

（2）观察受伤出血部位有无肿胀、外形改变、能否活动等。

（3）观察导致老年人受伤现场的危险因素，若老年人能移动，帮助老年人尽快离开现场。

（三）外伤出血后的紧急处理

1. 止血

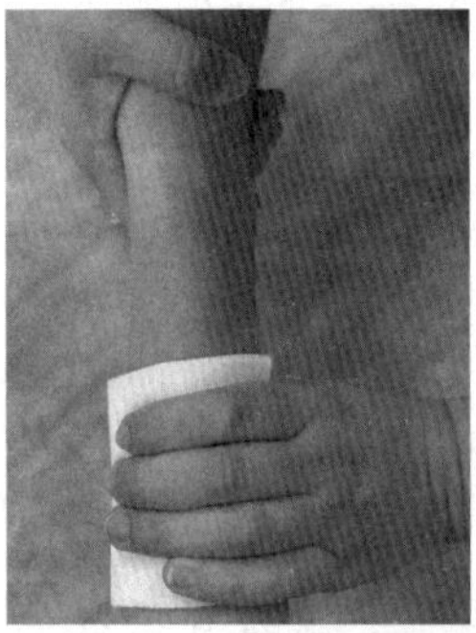

图2-1　压迫止血法

（1）直接压迫止血　适用范围：适用于各种血管出血的初步止血，是一种简单有效的临时性止血方法。操作方法：用无菌纱布或清洁手帕、毛巾、棉质衣物等直接置于出血处，按压止血（图2-1）。

（2）加压包扎止血　适用于小动脉、静脉及毛细血管出血，是急救中最常用的止血方法之一。关节脱位及伤口有碎骨存在时不用此法。操作方法：用无菌纱布或清洁手帕、毛巾、棉质衣物等敷于伤口上，然后用绷带（图2-2）或三角巾（图2-3）缠绕数圈加压包扎，加压的强度以达到止血又不影响血液循环为宜。

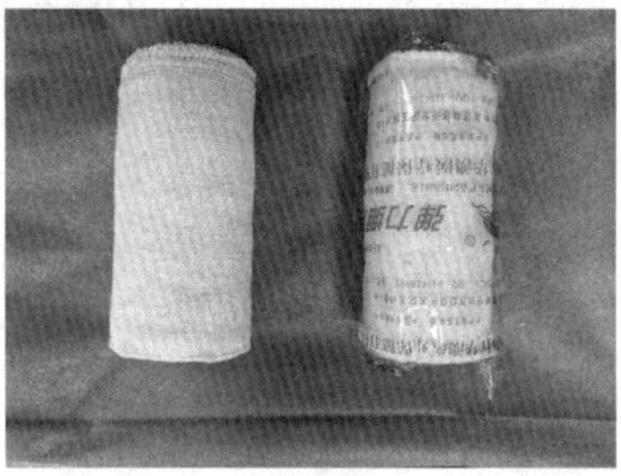

图2-2　绷带

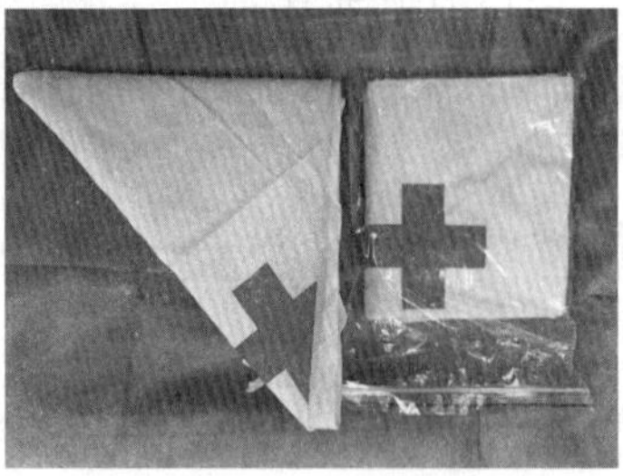

图2-3　三角巾

2. 包扎方法　伤口包扎的目的是保护伤口免受再污染、压迫止血、固定敷料、固定夹板及减轻疼痛。最常用的材料是绷带、三角巾等。紧急情况下可用清洁的毛巾、衣服、被单等代替。常用卷轴绷带包扎方法如下。

（1）环形包扎法　是最常用、最基本的绷带包扎方法，适用于绷带开始与结束时固定带端；包扎颈、腕、胸、腹等粗细相等部位的小伤口（图2-4）。

操作方法：①将绷带做环形的环绕（不少于2周）；②下一周将上一周绷带完全遮盖；③将绷带末端毛边反折，再用胶布或安全别针固定；或将带尾中间剪开分成两头，避开伤区打结固定；以下所有包扎均可采用这两种方式固定。

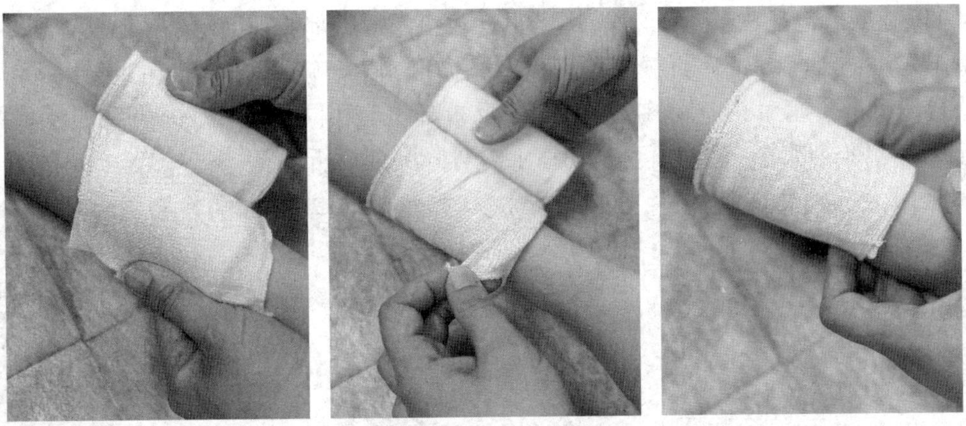

图 2-4　环形包扎法

（2）蛇形包扎法（斜绷法）　适用于从一处迅速延伸到另一处作简单固定，可用于敷料或夹板的固定（图2-5）。

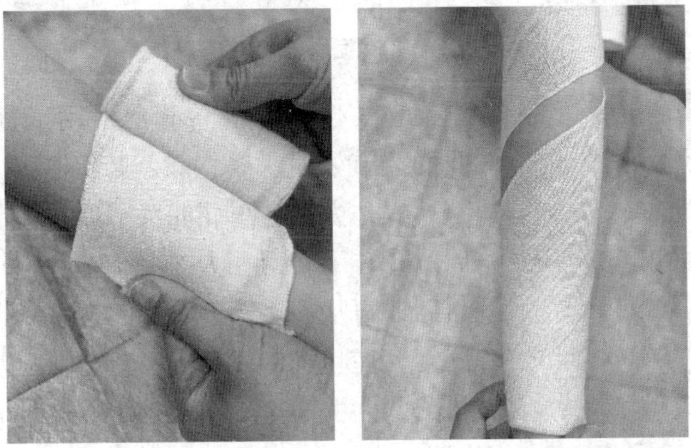

图 2-5　蛇形包扎法

操作方法：①将绷带环行缠绕两圈；②以绷带宽度为间隔，斜行上绕互不遮盖；③将绷带再次环行缠绕两圈；④固定方法同环形包扎法。

（3）螺旋形包扎法　用于包扎直径基本相同的部位如上臂、手指、躯干、大腿等（图2-6）。

操作方法：①将绷带环行缠绕两圈；②稍微倾斜（<30°），螺旋向上缠绕；③每周遮盖上周的1/3～1/2；④将绷带再次环行缠绕两圈，固定。

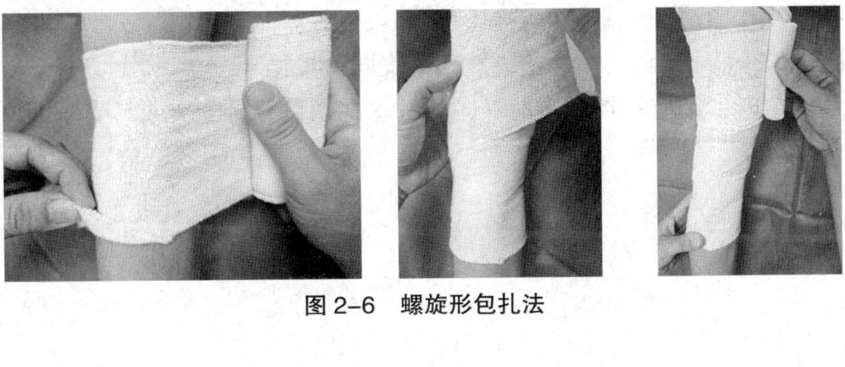

图 2-6　螺旋形包扎法

（4）螺旋反折包扎法（折转法） 用于直径大小不等的部位如前臂、小腿等（图2-7）。

操作方法：①将绷带环行缠绕两圈；②稍微倾斜（<30°），螺旋向上缠绕；③每周均把绷带向下反折，遮盖其上周的1/3～1/2，反折部位应相同，使之成一直线；④将绷带再次环行缠绕两圈，固定。注意不可在伤口上或骨隆突处反折。

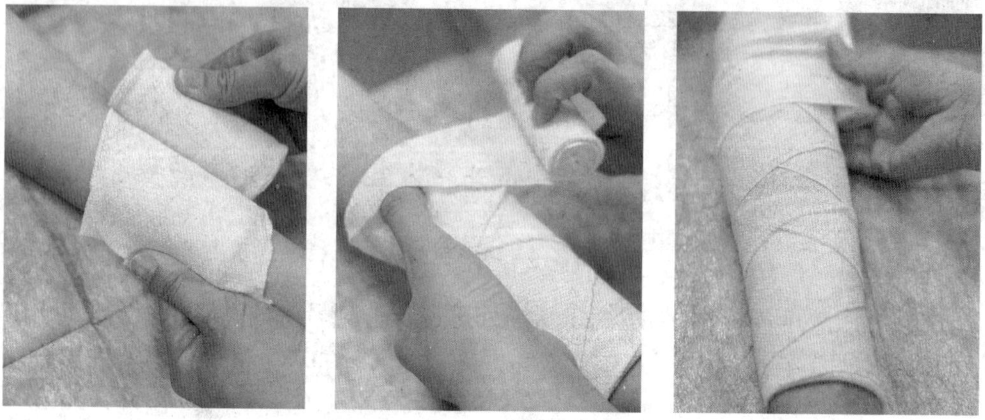

图2-7 螺旋反折包扎法

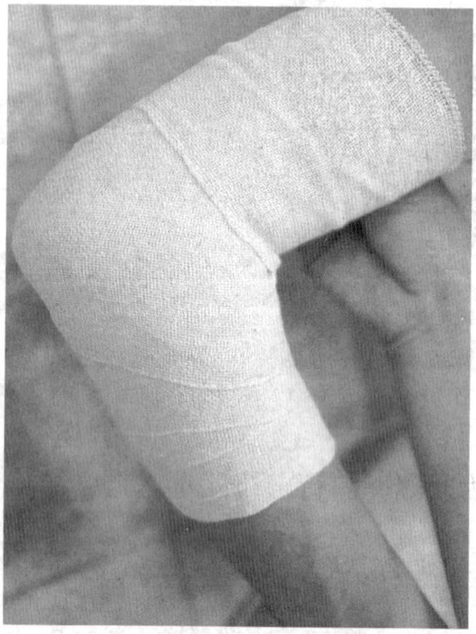

图2-8 "8"字形包扎

（5）"8"字形包扎法 用于直径不一的部位或屈曲的关节如肘、肩、髋、膝等。

操作方法：①屈曲关节后在关节远心端环形包扎两周；②右手将绷带从右下越过关节向左上绷扎，绕过后面，再从右上（近心端）越过关节向左下绷扎，如此反复，使呈"8"字形，每周覆盖上周1/3～1/2；③包扎范围为关节上10cm、关节下10cm；④环形包扎2周固定（图2-8）。

3.包扎注意事项

（1）操作时应小心、谨慎，不要触及伤口，以免加重疼痛或导致伤口出血及污染。

（2）包扎时如有皮肤皱褶处如腋下、乳下、腹股沟等，应用棉垫或纱布衬隔，骨隆突处也用棉垫保护。

（3）包扎方向为自下而上、由左向右，从远心端向近心端包扎，以助静脉血回流。

（4）包扎时应松紧适宜，避免影响血液循环及松脱。

（5）包扎四肢应将指（趾）端外露，并观察皮肤血液循环。

（6）打结固定时，结应打在肢体的外侧面，忌在伤口、骨隆突或易受压部位打结。